Ratgeber
Schlafstörungen

Informationen für
Betroffene und Angehörige

von

Dieter Riemann

Hogrefe · Verlag für Psychologie
Göttingen · Bern · Toronto · Seattle

Prof. Dr. rer. soc. Dieter Riemann, geb. 1958. 1979-1985 Studium der Psychologie in München. 1985-1986 Forschungsstipendiat der Max-Planck-Gesellschaft am Max-Planck-Institut für Psychiatrie in München. 1986-1993 Wissenschaftlicher Assistent an der Psychiatrischen Klinik des Zentralinstituts für Seelische Gesundheit in Mannheim, Ausbildung zum klinischen Psychologen und Psychotherapeuten und Leiter des Schlaf-EEG-Labors. 1988 Promotion. 1992 Habilitation. Seit 1993 Professor an der Abteilung für Psychiatrie und Psychotherapie der Universitätsklinik Freiburg und Leiter der Sektion Klinische Psychologie und Psychophysiologie/Schlafmedizin.

Bibliografische Information Der Deutschen Bibliothek

Die Deutsche Bibliothek verzeichnet diese Publikation in der Deutschen Nationalbibliografie; detaillierte bibliografische Daten sind im Internet über http://dnb.ddb.de abrufbar.

© by Hogrefe-Verlag, Göttingen • Bern • Toronto • Seattle 2004
Rohnsweg 25, D-37085 Göttingen

http://www.hogrefe.de
Aktuelle Informationen • Weitere Titel zum Thema • Ergänzende Materialien

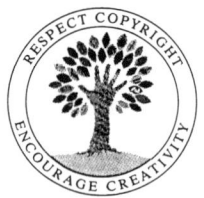

Umschlagabbildung: © Getty Images
Satz: Grafik Design Fischer, Weimar
Druck: AZ Druck und Datentechnik, 87437 Kempten/Allgäu
Printed in Germany
Auf säurefreiem Papier gedruckt

ISBN 3-8017-1763-1

Inhaltsverzeichnis

Vorwort

Dieser Ratgeber wendet sich an Menschen, die unter Schlafstörungen leiden. Unter Schlafstörungen werden Probleme des Einschlafens, Unterbrechungen des Durchschlafens, frühmorgendliches Erwachen und nicht-erholsamer Schlaf verstanden. Eine Schlafstörung in dieser Art, eine sogenannte Insomnie, ist dann von Krankheitswert, wenn die davon Betroffenen tagsüber unter den Folgen ihrer Schlaflosigkeit leiden. Es werden Einbußen in Konzentrations- und Leistungsfähigkeit, erhöhte Gereiztheit, Ängstlichkeit und Depressivität sowie Müdigkeit beklagt.

Bisher galt die Verordnung und Einnahme von Schlafmitteln als Mittel der ersten Wahl bei lang andauernden Schlafstörungen. Die Schlafmittel sind jedoch, wie in diesem Ratgeber ausgeführt wird, mit Risiken verbunden, wie etwa Problemen der Abhängigkeit und des Wirkverlustes bei längerfristiger Einnahme. Deshalb hat man sich in den letzten Jahren intensiv damit befasst, welche nicht-medikamentösen, psychotherapeutischen Methoden bei Schlaflosigkeit wirksam sind. Am besten untersucht sind hier die so genannten kognitiv-verhaltenstherapeutischen Methoden, wie etwa Entspannungstechniken, Aufklärung über Schlaf und Schlafhygiene, verhaltenstherapeutische Techniken, wie Methoden zur besseren Strukturierung des Schlafrhythmus und psychologische Techniken zur Reduktion nächtlicher Grübeleien. Inzwischen gelten diese Methoden, belegt durch viele weltweit durchgeführte und auf hohem wissenschaftlichen Standard angelegte Untersuchungen, als hoch wirksam bei der Behandlung chronischer Schlafstörungen.

Dieser Ratgeber stellt Methoden so dar, dass Sie diese in Eigenregie einsetzen können. Bei chronischen schweren Schlafstörungen ist es jedoch ratsam, zusätzlich einen ausgebildeten psychologischen Psychotherapeuten oder ärztlichen Psychotherapeuten zu konsultieren, der mit Ihnen zusammen die Maßnahmen durchgeht und Sie dabei berät und unterstützt.

In vielen Fällen wird es möglich sein, mit den dargestellten Methoden zumindest zu einer Linderung, wenn nicht sogar zu einer deutlichen bis vollständigen Heilung der Beschwerden zu kommen.

Freiburg, Sommer 2003   Dieter Riemann

1 Was sind Schlafstörungen?

(Fast) jeder Mensch musste schon einmal im Leben die Erfahrung machen, dass es in einer belastenden Situation, z. B. bei beruflicher oder privater Anspannung (etwa in einer Trennungssituation oder bei der Prüfungsvorbereitung), zu einer Verschlechterung des Nachtschlafs kam. Probleme und Sorgen werden dann im Bett gewälzt und führen dazu, dass man am nächsten Tag übermüdet und nicht konzentrationsfähig ist. Eine solche vorübergehende Schlaflosigkeit hat jeder einmal erlebt und ist per se kein Anlass zur Sorge. Schlafstörungen jedoch, die über einen Zeitraum von Wochen, Monaten oder sogar Jahren anhalten, werden für die Betroffenen sehr belastend. Störungen des Schlafes können die verschiedensten Ursachen haben und je nach Diagnose erfolgt die Wahl der Behandlung.

In der Zwischenzeit wissen wir aus vielen wissenschaftlichen Studien, die in der Allgemeinbevölkerung und in Hausarztpraxen durchgeführt wurden, dass in den westlichen Industrieländern fast jeder fünfte Erwachsene an ausgeprägten und chronischen Schlafstörungen leidet. Diese hohe Zahl an schlafgestörten Menschen findet ihren Widerhall darin, dass die Schlafmittel (Fachbegriff: Hypnotika) auch in Deutschland zu den am meisten verordneten Medikamenten gehören. Wir wissen aber auch, dass die chronische Einnahme von Schlafmitteln selbst ein gesundheitliches Risiko darstellt, da viele Schlafmittel nicht nur psychisch, sondern auch körperlich abhängig machen können. Zudem führt insbesondere bei älteren Menschen die durch diese Medikamente herbeigeführte Schwächung der Muskelspannung dazu, dass es nachts zu Stürzen, etwa Brüchen des Oberschenkelhalses, mit weitreichenden Komplikationen kommen kann.

Die meisten Laien verstehen unter dem Begriff Schlafstörung die Schwierigkeit, ein- und/oder durchzuschlafen bzw. häufiges nächtliches Erwachen oder auch zu frühes Erwachen am Morgen, ohne danach wieder Schlaf zu finden. Die Wissenschaft im Bereich der Schlafmedizin (= die Fachdisziplin, die sich mit den Schlafstörungen beschäftigt) hat inzwischen große Fortschritte gemacht. Es ist jetzt bekannt, dass es viele verschiedene Formen des gestörten Schlafs gibt. Dazu gehören die *Insomnien* (= zu wenig Schlaf), die *Hypersomnien* (= zu viel Schlaf bzw. ausgeprägte Tagesmüdigkeit und -schläfrigkeit), die *Schlaf-Wach-Rhythmusstörungen* (= Schlafstörung als Folge von Schichtarbeit oder Zeitzonenflügen) sowie die sogenannten *Parasomnien* (= Schlafwandeln, nächtliches Hochschrecken, Albträume etc.).

Im vorliegenden Ratgeber wird in erster Linie auf die Insomnien eingegangen. Die anderen Formen von Schlafstörungen sollen an dieser Stelle kurz gestreift werden. Tabelle 1 zeigt die verschiedenen Formen der Schlafstörungen, wie sie in die ICD-10 (Internationale Klassifikation der Krankheiten der WHO = Weltgesundheitsorganisation) vorgeschlagen werden.

Tabelle 1: Klassifikation der Schlafstörungen nach ICD-10

	Nicht-organische Schlafstörungen
F 51.0	Nicht-organische Insomnie
F 51.1	Nicht-organische Hypersomnie
F 51.2	Nicht-organische Störung des Schlaf-Wach-Rhythmus
F 51.3	Schlafwandeln
F 51.4	Pavor nocturnus
F 51.5	Alpträume
F 51.8	Andere nicht-organische Schlafstörungen
F 51.9	Nicht näher bezeichnete nicht-organische Schlafstörungen
	Organische Schlafstörungen
G 25.8	Episodische Bewegungsstörungen und nächtliche Myoklonien (Restless legs)
G 47.0	Organisch bedingte Insomnie
G 47.1	Krankhaft gesteigertes Schlafbedürfnis
G 47.2	Nicht-psychogene Störung des Schlaf-Wach-Rhythmus
G 47.3	Schlafapnoe
G 47.4	Narkolepsie und Kataplexie
G 47.8	Kleine-Levin-Syndrom
G 47.9	Andere organische Schlafstörungen

1.1 Was ist eine Hypersomnie?

In den letzten 20 Jahren hat man festgestellt, dass so genannte Hypersomnien, d. h. zu viel Schlaf und Tagesmüdigkeit/-schläfrigkeit, viel häufiger sind als früher angenommen. Eine ganz wichtige Rolle spielt hier die Schlaf-Apnoe (Apnoe = Atemstillstand). Dabei handelt es sich um eine körperliche Erkrankung, bei der während der Nacht bis zu mehreren 100-mal im Schlaf die Atmung für 10 Sekunden und länger aussetzt. Die davon Betroffenen haben selbst das Gefühl, in der Nacht gut zu schlafen, fühlen sich am Morgen jedoch nie ausgeschlafen. Die nächtlichen Atempausen, vor allem die bei Beendigung der Atemstillstände auftretenden Weckreaktionen „zerstückeln" den Schlaf und infolge dessen kommt es zu einer erhöhten Tagesmüdigkeit bzw. -schläfrigkeit. Die unter dieser Krankheit leidenden Patienten haben somit Schwierigkeiten, bei beruflichen oder anderen Tätigkeiten durchgehend wach zu bleiben. Im Extremfall kann es sogar zum sogenannten Sekundenschlaf, d. h. dem plötzlichen kurzen Einschlafen, z. B. beim Auto fahren, kommen. Patienten mit dieser Krankheit schnarchen in der Regel auch massiv. Zudem entwickeln sich Begleiterkrankungen aus dem Bereich der inneren Medizin. Dazu gehören etwa Herzrhythmusstörungen oder erhöhter Blutdruck. Paradoxerweise werden die nächtlichen Atemstörungen von den Betroffenen nicht selbst bemerkt, sondern meist ist es der Bettpartner oder die Bettpartnerin, die durch die nächtlichen Atemstillstände so beunruhigt werden, dass ein Arzt konsultiert wird. Die Ursache der Schlaf-Apnoe ist in den häufigsten Fällen eine Behinderung oder Verlegung der oberen Atemwege. Beim Einatmen im Schlaf sinkt bei den Betroffenen die Muskelspannung der Muskulatur an der Luftröhre so stark ab, dass durch den Sog beim Einatmen der Atemweg verschlossen wird. Erst wenn das Gehirn (zum Glück!) nach 10 bis 30 Sekunden registriert, dass die Sauerstoffsättigung des Blutes absinkt, wird der Atemantrieb so lange verstärkt, bis sich die Luftröhre wieder öffnet.

Beim Verdacht auf diese Art von Schlafstörung sollte immer eine Untersuchung im Schlaflabor durchgeführt werden. Es gibt darüber hinaus die Möglichkeit, entsprechende Voruntersuchungen ambulant durchzuführen. Bei schweren Formen dieser Erkrankung wird in der Regel eine so genannte C-PAP(*C*ontinuous-*P*ositive *A*irway *P*ressure)-Behandlung durchgeführt. Darunter versteht man das Anlegen einer Atemmaske während des Schlafs, über die nachts die Raumluft mit erhöhtem Druck in den Atemweg geblasen wird. Der erhöhte Druck unterbindet die Behinderung des Atemweges im Rachenraum und damit die nächtlichen Atemstillstände. Dadurch können die Betroffenen wieder tief schlafen und sind folglich tagsüber ausgeruhter. Liegt eine Schlaf-Apnoe vor, muss auf jeden Fall auf Alkohol verzichtet werden, da Alkohol eine Verstärkung nächtlicher Atemstillstände und des Schnarchens bewirkt. Ebenso ist eine Reduktion von Übergewicht bei leichten Fällen Erfolg versprechend.

An dieser Stelle sei kurz auf das Schnarchen eingegangen: Schnarchen per se ist noch keine Krankheit. Ist das Schnarchen allerdings unregelmäßig und mit Störungen der Atmung verbunden, sollte dies als Warnzeichen gesehen werden. Gegen das Schnarchen alleine steht bisher noch keine effektive Therapiemethode zur Verfügung. Der Verzicht auf Alkohol, die Reduktion von Gewicht und die Seitenlage im Schlaf wirken sich jedoch in vielen Fällen positiv auf das Schnarchen aus. Bei massiver Störung des Bettpartners/der Bettpartnerin durch Schnarchen sollten getrennte Schlafzimmer gewählt werden, um nächtliche „Ehekrisen" nicht eskalieren zu lassen.

Neben der Schlaf-Apnoe gibt es noch eine Vielzahl weiterer, meist neurologischer Erkrankungen, die zu einer Hypersomnie und Tagesmüdigkeit/ -schläfrigkeit führen können. Dabei handelt es sich in der Regel um seltene Erkrankungen. An dieser Stelle soll nur die Narkolepsie (Narkolepsie = „Schlafsucht") erwähnt werden, die etwa 0,01 % der Bevölkerung betrifft. Hierbei kommt es tagsüber meist zu durchgehender Müdigkeit und plötzlichen, unwiderstehlichen Einschlafattacken, die von einem Spannungsverlust der Muskulatur begleitet werden. Die Betroffenen schlafen tagsüber abrupt ein und träumen dabei gleich sehr intensiv. Bei dieser Krankheit handelt es sich um eine Störung des REM-Schlafs (siehe Kapitel 3.1), die dadurch entsteht, dass REM-Schlaf während des Tages plötzlich und unvermittelt auftritt. In der Regel kann dieses Krankheitsbild erst durch eine ausführliche neurologische Untersuchung und eine Abklärung im Schlaflabor bestätigt werden. Nur nach gründlicher Untersuchung sollte die Diagnose gestellt werden, woraufhin eine medikamentöse Therapie eingeleitet werden kann. Die Narkolepsie wird in der Regel mit Stimulanzien (d. h. „Wachmachern", z. B. Amphetaminen) und Antidepressiva, die den REM-Schlaf unterdrücken, behandelt. Da die Krankheit chronisch ist und bisher nur gelindert, jedoch nicht geheilt werden kann, ist zudem oft eine psycho-soziale Betreuung notwendig. Damit können die Betroffenen lernen, mit dieser Krankheit und ihren Folgen besser umzugehen.

> Zusammenfassend muss betont werden, dass bei einer Hypersomnie, d. h. einer Verlängerung der nächtlichen Schlafzeit und Tagesmüdigkeit und -schläfrigkeit, auf jeden Fall ein Arzt konsultiert werden soll. In vielen Fällen muss zur adäquaten Abklärung eine Überweisung an ein schlaf-medizinisches Zentrum erfolgen. Erst dann sollte eine Behandlung ein-geleitet werden.

1.2   Was sind Schlaf-Wach-Rhythmusstörungen?

Schlaf-Wach-Rhythmusstörungen sind Schlafstörungen, die dadurch ent-stehen, dass zwischen dem Schlaf-Wach-Rhythmus des Betroffenen und seiner eigenen inneren Uhr (siehe Kapitel 3.1) eine Diskrepanz bzw. De-synchronisation besteht. Dies ist meist der Fall bei Schichtarbeitern, be-sonders, wenn in Nachtschichten gearbeitet wird. Ebenso führen Transkonti-nentalflüge in die USA oder nach Asien zu einer entsprechenden Diskrepanz zwischen der inneren biologischen Uhr, die viele hormonelle Rhythmen steuert, und dem äußeren Hell-Dunkel-Wechsel. Im Normalfall wird die innere biologische Uhr durch das Tageslicht „eingestellt". Das Tageslicht führt z. B. zu einer Unterdrückung des Hormons Melatonin, dessen Aus-schüttung sehr eng mit dem Nachtschlaf gekoppelt ist. Ein allen bekanntes Beispiel für eine Körperfunktion, die von der inneren Uhr gesteuert wird, ist die Körpertemperatur. Sie erreicht ihr Maximum in den späten Nach-mittagsstunden und ihren niedrigsten Wert in den frühen Morgenstunden. Das Absinken der Körpertemperatur in den Abendstunden ist eine optimale Voraussetzung für das Einschlafen, während das Ansteigen der Körper-temperatur in den Morgenstunden das Aufwachen begünstigt. Schichtar-beiter werden gezwungen, gegen ihre innere Uhr zu leben: der Mensch, der in Nachtschicht arbeitet, ist zu einer Zeit wach, in der sein Organismus eigentlich auf Ruhe programmiert ist. Er muss dann schlafen, wenn sein Organismus auf Aktivität eingestellt ist, nämlich am Morgen und vormit-tags. Das führt dazu, dass der entsprechende Schlaf während des Tages nie so tief und fest wie in der Nacht ist, sondern nur leicht und oberflächlich.

Darüber hinaus kommen äußere Störfaktoren dazu, etwa, dass es tagsüber nicht so dunkel ist wie in der Nacht, zudem eine stärkere Geräuschkulisse besteht.

Inzwischen wissen wir, dass es nicht möglich ist, sich komplett auf Nachtschicht umzustellen, da die Lichtintensität in der Nacht nie die Stärke wie am Tag erreicht. Da Schichtarbeit, insbesondere Nachtschicht, nicht vermeidbar ist, etwa in Bereichen wie im Gesundheits- oder im Transportwesen, hat man sich Gedanken darüber gemacht, wie man entsprechende Schichtdienste so verträglich wie möglich für die Gesundheit gestaltet.

> Moderne wissenschaftlich-basierte Erkenntnisse laufen darauf hinaus, dass man davon ausgeht, dass längere Nachtschichtdienstzeiten über eine Woche eher gesundheitsabträglich sind. Es empfehlen sich kurze Nachtschichten, etwa 1 bis 2 Nächte am Stück und dann wieder eine Rückkehr zur Tagschicht. Bei wechselnden Schichten empfiehlt sich eine Vorwärtsrotation der Schichten im Uhrzeigersinn (zuerst Frühschicht, dann Tagschicht, dann Spätschicht, dann Nachtschicht, nicht umgekehrt!).

Personen, die in einem Bereich mit Schichtarbeit arbeiten, die schon zu Beginn der Aufnahme der Tätigkeit erleben, dass sie sich an wechselnde Schichten schlecht anpassen können, sollten alsbald versuchen, in einen Bereich zu wechseln, in dem keine Schichten gearbeitet werden. Problematisch ist das Auftreten von schweren Schlafstörungen oder anderen gesundheitlichen Einschränkungen bei Schichtarbeitern, die schon lange in Schichtarbeit tätig sind und die nicht mehr in einen anderen Bereich wechseln können. Dann ist eine ausführliche arbeitsmedizinische Abklärung und im Rahmen der Behandlung eine enge Abstimmung mit dem arbeitsmedizinischen Dienst des Arbeitgebers notwendig. Schlafmittel scheiden bei vielen Schichtarbeitern als mögliche therapeutische Strategie von vornherein aus, wenn man z. B. daran denkt, dass diese möglicherweise über den Schlaf hinaus eine Dämpfung bewirken, was in Bereichen wie bei im Nachtdienst tätigen Ärzten oder LKW-Fahrern höchst gefährlich wäre. Zeigt sich bei Schichtarbeitern auch eine psychophysiologische Komponente (siehe Kapitel 2.4) können die nicht-medikamentösen Methoden der Behandlung der primären Insomnie zusätzlich zum Einsatz kommen.

Beim Jet-lag, d. h. der Rhythmusverschiebung bedingt durch Flüge in andere Zeitzonen, wie etwa in die USA oder nach Asien, erleben die Betroffenen in den ersten Tagen am Ankunftsort oft erhebliche Schlafstörungen, da die innere Uhr sich noch nicht an den neuen Hell-Dunkel-Wechsel angepasst hat. Es ist ratsam, sich am Ankunftsort so schnell wie möglich intensiv dem Sonnenlicht auszusetzen, da dies dazu führen wird, dass sich die innere Uhr schneller an die neuen Gegebenheiten anpasst. Flüge nach Westen sind in der Regel besser zu verkraften als Flüge nach Osten. Bei Flügen nach Westen empfiehlt es sich in der Regel, während des Fluges nicht zu schlafen, sondern durchgehend wach zu bleiben und am Ankunftsort erst zur üblichen Zeit, also etwa zwischen 23.00 und 24.00 Uhr, zu Bett zu gehen, obwohl die innere Uhr schon 6 bis 8 Stunden weiter ist. Bei Flügen nach Osten hingegen empfiehlt es sich, im Flugzeug zu schlafen, da der Tag „verkürzt" wird. Eventuell kann man sich auch schon einige Tage vorher darauf einstellen, indem man früher als üblich zu Bett geht und früher aufsteht. Aus medikamentöser Sicht hat sich inzwischen Melatonin bei Jet-lag-Symptomen bewährt.

1.3 Was sind Parasomnien?

Unter Parasomnien versteht man Phänomene wie Albträume, das nächtliche Hochschrecken aus dem Schlaf, Zähneknirschen und Sprechen im Schlaf. Viele dieser Phänomene sind im Kindesalter häufig und an sich kein Anlass zur Beunruhigung. Meist handelt es sich um vorübergehende Störungen, die von selbst wieder verschwinden. Nur bei häufigem Vorkommen und daraus resultierenden psychosozialen Einschränkungen sollte eine Abklärung und Behandlung angestrebt werden.

> Bei häufigem nächtlichen Zähneknirschen sollte der Zahnarzt aufgesucht werden und untersuchen, ob es durch das Zähneknirschen zu einer Zahnschädigung kommt. Ist dies der Fall, wird eine Biss-Schiene angepasst, die verhindern soll, dass es durch das Knirschen zu einem Abrieb der Zähne und damit zu einer Schädigung kommt.

Phänomene wie nächtliches Hochschrecken, Schreien im Schlaf oder Schlafwandeln sind bisher wissenschaftlich nicht gut untersucht. Bei häufigem Vorkommen ist auf jeden Fall eine neurologische Untersuchung notwendig, um abzuklären, ob dahinter nicht ein Anfallsleiden, d. h. eine Epilepsie, steckt. Bei einer Epilepsie muss meist eine medikamentöse Behandlung erfolgen, die das Auftreten der Anfälle unterdrückt. Handelt es sich jedoch nicht um eine Epilepsie, sondern ausschließlich um Schlafwandeln oder Hochschrecken, ist zu empfehlen, dass die Schlafumgebung des Betroffenen so gestaltet ist, dass der Schlafwandler sich nachts nicht verletzen kann. Dies bedeutet z. B., dass das Bett nicht zu hoch über dem Boden ist, sondern auf einer Matratze am Boden geschlafen wird. Zudem sollten sich keine spitzen oder gefährlichen Gegenstände im Schlafzimmer befinden. Die sprichwörtliche Sicherheit des Schlafwandlers ist ein Mythos – die meisten Schlafwandler, die zur Untersuchung ins Schlaflabor überwiesen werden, kommen deswegen, weil sie sich nachts verletzt haben. Zum Teil wurden in der Literatur gute Erfolge in der Therapie von Schlafwandlern mit Suggestions- und hypnotischen Methoden berichtet. Die Behandlung sollte dann in der Hand eines in diesen Verfahren ausgebildeten Spezialisten liegen.

Eine starke Bewegungsunruhe im Schlaf älterer Menschen kann auf eine sogenannte REM-Schlaf-Verhaltensstörung hindeuten. Dabei handelt es sich um eine Erkrankung des Gehirns, bei der im REM-Schlaf die Muskelspannung nicht mehr reduziert wird. Ist dies der Fall, so neigen die Betroffenen dazu, ihre Träume im wahrsten Sinne des Wortes auszuagieren, d. h. der Träumer vollführt rasch die im Traum erlebten Handlungen. Auch bei dieser Art von Erkrankung bzw. beim Verdacht darauf ist eine ausführliche neurologisch-psychiatrische Untersuchung und eine Abklärung im Schlaflabor notwendig. Eine medikamentöse Unterdrückung des REM-Schlafs kann hilfreich sein und die Bewegungsunruhe reduzieren. Zudem sollte eine ausführliche Abklärung in Richtung demenzieller Erkrankungen und der Parkinson-Erkrankung erfolgen.

Albträume sind ein Phänomen, von dem jeder Mensch einmal im Leben betroffen ist. Das seltene Vorkommen ist normal und kein Grund zur Beunruhigung. Treten Albträume jedoch häufig auf und verstören und beunruhigen sie die Betroffenen, sollte ein psychologischer Psychotherapeut oder ein Facharzt für Psychiatrie und Psychotherapie aufgesucht werden. Immer wiederkehrende Albträume können Folge eines Traumas oder einer schweren Belastung sein. In diesen Fällen empfiehlt sich eine spezifische psychotherapeutische Behandlung, wie sie für die Behandlung posttraumatischer Belastungsstörungen entwickelt wurde.

1.4 Was sind Insomnien?

Im vorliegenden Ratgeber liegt der Hauptschwerpunkt auf der Beschreibung der *Insomnien*, d. h. der Ein- und Durchschlafstörungen, des nichterholsamen Schlafs und daraus resultierender Konsequenzen für die Tagesbefindlichkeit. Die Insomnie ist die häufigste Form von Schlafstörung und die Klage über zu wenig und/oder nicht-erholsamen Schlaf kann eine Vielzahl von Ursachen haben. Unter belastenden Bedingungen ist es, wie weiter vorne schon ausgeführt, ganz normal, die eine oder andere Nacht schlecht zu schlafen. Ursache dafür ist meist die Unfähigkeit, „abschalten" zu können. Diese Form von Insomnie wird als transiente oder passagere Insomnie bezeichnet.

Nicht selten kommt es jedoch zu einer Verselbstständigung bzw. Chronifizierung von Schlafstörungen infolge eines belastenden Lebensereignisses. D. h., obwohl die Belastung zwischenzeitlich keine Rolle mehr spielt, gelingt es Betroffenen nicht mehr, abends schnell in den Schlaf zu finden bzw. durchzuschlafen. Sollte dieser Zustand mehr als 4 Wochen andauern und häufiger als dreimal pro Woche auftreten, und ist die Schlafstörung mit Einschränkungen der Leistungsfähigkeit während des Tages verbunden, spricht man von einer krankheitswertigen und behandlungsbedürftigen Insomnie. Die Symptome während des Tages beinhalten eine möglicherweise auftretende erhöhte Müdigkeit, Einschränkungen der Leistungs- und Konzentrationsfähigkeit, zunehmende Gedrücktheit der Stimmung und Gereiztheit sowie diverse, damit in Zusammenhang stehende körperliche Beschwerden, wie z. B. Kopfschmerzen u. Ä.

Die Ursachen einer Insomnie können in organischen oder psychischen Fehlfunktionen liegen. Darüber hinaus gibt es die sogenannte primäre oder nichtorganische Insomnie, bei der ausschließlich eine Schlafstörung in Form einer Insomnie vorliegt, ohne dass organische oder psychische Erkrankungen im eigentlichen Sinn beteiligt sind.

2 Wie entstehen Schlafstörungen und welche Ursachen und aufrechterhaltende Faktoren gibt es dafür?

Im Folgenden wird auf die verschiedenen einer Insomnie zu Grunde liegenden möglichen Ursachen eingegangen. Es handelt sich dabei um organische und psychische Faktoren.

2.1 Organische Ursachen

Fast jede organische Erkrankung (siehe Kasten 1) kann den Schlaf in der Nacht stören. Dies gilt besonders für Erkrankungen, die mit Schmerzen einhergehen, da diese auch nachts auftreten können und somit den Schlaf verhindern. Zudem gibt es eine Vielzahl von hormonellen Erkrankungen, wie z. B. Schilddrüsenstörungen, die den Schlaf beeinträchtigen. Bei Klagen über chronische Schlafbeschwerden muss auf jeden Fall der Gesundheitsstatus erfasst werden. Er umfasst eine körperlich-medizinische Untersuchung, Bestimmung von Laborwerten (insbesondere Schilddrüsendiagnostik) sowie die Ableitung eines Elektrokardiogramms (EKG). Damit kann grob geklärt werden, ob eine körperliche Erkrankung vorliegt. Sollte dies der Fall sein, ist der erste therapeutische Schritt die Behandlung der Grunderkrankung.

Kasten 1: Organische Erkrankungen, die die Schlafqualität beeinträchtigen

- Herz- und Lungenerkrankungen
- Chronische Nierenerkrankungen/Magen-Darmerkrankungen
- Endokrinologische Erkrankungen
- Chronischer Schmerz z. B. bei rheumatischen Erkrankungen
- Maligne (= bösartige) Erkrankungen und chronische Infektionen
- Epilepsien (Anfallsleiden)
- Extrapyramidalmotorische Erkrankungen
  (z. B. Parkinson-Erkrankung)
- Polyneuropathien
  (Nervenschädigungen z. B. als Folge von Diabetes)
- Restless legs/Periodische Beinbewegungen im Schlaf

Oft ist dadurch alleine jedoch eine Besserung oder Heilung der Insomnie nicht zu erzielen, z. B. bei unheilbaren Krebserkrankungen. Hier müssen dann darüber hinaus medikamentöse und nicht-medikamentöse Maßnahmen zum Einsatz kommen, um die Schlafstörung zu bessern.

Eine besonders wichtige organische bzw. neurologische Erkrankung, die den Schlaf stört, ist das Syndrom der nächtlichen Beinunruhe („restless legs") und die häufig damit in Verbindung stehenden nächtlichen periodischen Beinbewegungen. Bei dieser Krankheit tritt vor allen Dingen nachts, wenn die Betroffenen sich zur Ruhe begeben, ein Bewegungsdrang in den Beinen, manchmal auch in den Armen auf. Häufig sind dieser Bewegungsdrang und die damit verbundenen Unruhegefühle schwer zu beschreiben, manchmal handelt es sich um ein Jucken, Kribbeln, oder um schmerzhafte Phänomene. Der Bewegungsdrang führt dazu, dass die Betroffenen so unruhig werden, dass sie aufstehen und umherlaufen. Erst dadurch klingen die Beschwerden ab. Beim Wiederhinlegen wiederholt sich die Symptomatik und die quälende Bewegungsunruhe tritt wieder auf. Die Betroffenen führen oft die verschiedensten Versuche aus, um diese Beschwerden zu lindern, wie etwa die Beine kalt und warm abzuduschen oder sie zu massieren. Manchmal scheuen sich die Betroffenen, ihrem Arzt von diesen Unruhegefühlen zu berichten, weil sie Angst davor haben, etwa für psychisch gestört oder verrückt gehalten zu werden. Die entsprechenden Beschwerden klingen oft erst in der Nachtmitte ab, so dass die Betroffenen nicht vor 3.00 oder 4.00 Uhr morgens Schlaf finden. Bei Menschen, die noch im Berufsleben stehen, bedeutet das einen massiv reduzierten Nachtschlaf und daraus resultierende Müdigkeit oder Schläfrigkeit tagsüber. Bei vielen von ihnen ist nicht nur das Einschlafen gestört, sondern der gesamte Nachtschlaf ist „zerstückelt". Ursache hierfür sind nächtliche periodische Beinbewegungen, d. h. in Serien auftretende Zuckungen der Beine oder Arme, die den Schlaf nicht tief und fest werden lassen. Diese Beschwerden treten nicht selten (aber zum Glück nur vorübergehend) im letzten Drittel der Schwangerschaft auf. Sie können Folge von Eisenmangel oder von Nierenerkrankungen sein. Es gibt jedoch auch die eigenständige Form der ruhelosen Beine, der dann keine andere organische Erkrankung zu Grunde liegt. Das Syndrom der nächtlichen Beinunruhe wird nach dem Bericht der Symptome diagnostiziert, nur bei komplizierten Fällen ist eine Untersuchung und Abklärung im Schlaflabor notwendig. Bei leichten Formen des Syndroms kann die Therapie mit Magnesium hilfreich sein. Bei schweren

Formen kommen Medikamente aus der Parkinson-Therapie, wie etwa L-Dopa (Restex®) oder sogenannte Dopamin-Agonisten zum Einsatz. Diese unterdrücken den Bewegungsdrang und die periodischen Beinbewegungen und führen damit zu einer schnellen Entlastung und einer Schlafbesserung. Eine Heilung bewirken diese Medikamente jedoch nicht. Sobald sie abgesetzt werden, tritt die Beinunruhe wieder auf.

2.2 Medikamentös bedingte Schlafstörungen

Nicht nur Krankheiten selber, sondern auch verordnete Medikamente können den Schlaf stören (siehe Kasten 2).

Kasten 2: Zentralnervös wirksame Substanzen, die mit Insomnie einhergehen können

1. Schlafmittel (Benzodiazepine, Barbiturate) – Absetz-Insomnie/Hangover
2. Blutdruckmittel (z. B. β-Blocker) und Asthma-Medikamente (Theophyllin, β-Sympathikomimetika)
3. Hormonpräparate (z. B. Thyroxin, Steroide, etc.)
4. Antibiotika (z. B. Gyrasehemmer)
5. Medikamente zur Förderung der Hirnleistung im Alter (z. B. Piracetam)
6. Diuretika (Medikamente zur „Entwässerung")
7. Antriebssteigernde Antidepressiva (z. B. MAO-Hemmer, Serotonin-Reuptake-Hemmer)
8. Alkohol und andere Rauschmittel
9. Stimulierende Substanze (Koffein und synthetische Substanzen, z. B. Amphetamine, Ecstasy etc.)

Kasten 2 gibt einen Überblick über die Medikamente, bei denen als unerwünschte Nebenwirkung Schlafstörungen auftreten können. Paradoxerweise sind im Kasten an erster Stelle die Schlafmittel (Hypnotika) selbst aufgeführt. Dies trägt der Tatsache Rechnung, dass für die klassischen Schlafmittel auf Benzodiazepinbasis (siehe Kapitel 3.10) bekannt ist, dass sie beim schnellen Absetzen eine Verstärkung der ursprünglichen Schlafstörung auslösen können. Das bedeutet, ein Medikament, das eigentlich als

Therapie für eine Schlafstörung verordnet wird, kann paradoxerweise zur Schlafstörung selbst beitragen. Dieser Effekt beruht auf pharmakologischen Wirkmechanismen, die bei den Benzodiazepinen, den meist verordneten Schlafmitteln, auftreten können. Das Gehirn reagiert auf die Einnahme der Schlafmittel mit Anpassung und Veränderungen, die bedingen, dass beim Absetzen der Medikamente eine drastische, meist vorübergehende Schlafverschlechterung auftritt.

Darüber hinaus kann eine Vielzahl weiterer ärztlich verordneter Medikamente zu Schlafstörungen führen. Für alle im Kasten aufgeführten Medikamente gilt, dass sie dies keineswegs in jedem Fall tun. Von Blutdruckmedikamenten oder Hormonpräparaten wissen wir nur, dass Schlafstörungen bei einem Teil der Patienten auftreten können. Die Vermutung, dass es sich um eine medikamentöse oder substanzbedingte Schlafstörung handelt, wird dann unterstützt, wenn ein zeitlich enger Zusammenhang zwischen Einnahme eines Medikaments und dem Auftreten der Schlafstörung besteht.

> Ärztlich verordnete Medikamente sollten beim Verdacht auf Schlafstörungen als Nebenwirkung erst nach Rücksprache mit dem behandelnden Arzt abgesetzt werden.

2.3 Psychische Störungen

Depressionen, Angsterkrankungen oder andere schwerwiegende psychische Erkrankungen (siehe Tabelle 2), wie Psychosen oder Demenzen führen fast immer zu ausgeprägten Beeinträchtigungen des Nachtschlafs. Besonders die depressiven Erkrankungen, d. h. die Beeinträchtigungen der Gemütsverfassung, gehen fast immer mit Schlafstörungen einher. In manchen Fällen ist die Schlafstörung sogar das Hauptsymptom der Depression und die gedrückte Stimmungslage fällt auf den ersten Blick nicht ins Auge.

Für depressive Menschen gilt, dass sie schwung- und antriebslos sind, keine Freude mehr empfinden können und sich durchgehend als herabgestimmt und freudlos erleben. Manchmal ist die Verzweiflung so stark, dass die Betroffenen das Leben als sinnlos empfinden und den Versuch unternehmen, ihr Leben zu beenden. Zu Depressionen gehören zudem viele körperliche Beschwerden, die bei genauerer Untersuchung jedoch meist ohne organischen Befund bleiben. Da die depressiven Erkrankungen fast immer zu ausgeprägten Schlafstörungen führen, ist es wichtig, bei jeder Form von Schlafstörung diesen Bereich abzuklären. Sollte sich eine Depression als Ursache der Schlafstörungen feststellen lassen, ist zunächst die Depression zu behandeln. Dies geschieht mit spezifischen psychotherapeutischen Maßnahmen (kognitive Verhaltenstherapie/interpersonelle Therapie) sowie der Verordnung von antidepressiv wirksamen Medikamenten. Allein eine Behandlung der Schlafstörung wird bei einer Schlafstörung im Rahmen einer Depression nicht erfolgreich sein. Zudem können zusätzlich die später dargestellten nicht-medikamentösen Therapiestrategien eingesetzt werden.

Tabelle 2: Auffälligkeiten des Schlafs bei psychischen Störungen

Störungsbild	Störung der Schlaf-kontinuität	Tiefschlaf-reduktion	REM-Schlaf-Enthemmung	Hyper-somnie
Affektive Erkrankungen	+++	++	++	+
Angst-erkrankungen	+	Ø	Ø	Ø
Alkohol-abhängigkeit	++	+++	+	Ø
Borderline-Persönlich-keitsstörungen	+	Ø	+	Ø
Demenzen	+++	+++	Ø	+
Essstörungen	+	Ø	Ø	Ø
Schizophrenien	+++	+++	+	+

+++ fast bei allen Patienten vorhanden   + bei ca. 10–20 % aller Patienten vorhanden
++ bei ca. 50 % aller Patienten vorhanden   Ø bisher nicht berichtet

Neben den Depressionen spielen vor allen Dingen die Demenzen, d. h. die krankhaften Beeinträchtigungen der Gedächtnisfunktionen im Alter, sowie die Schizophrenien/Psychosen eine große Rolle als Auslöser von Schlafstörungen. Die demenziellen Erkrankungen (am bekanntesten ist sicherlich die Alzheimer-Demenz) gehen mit einem Abbau und Verfall geistiger Funktionen einher. Die Gedächtnisfähigkeit, insbesondere das Kurzzeitgedächtnis leidet, Betroffene können sich an kürzlich erlebte Dinge nicht mehr erinnern. Ebenso kommt es zu einer Einschränkung der Orientierung zur Person, zur Zeit und zum Ort. Patienten mit einer Demenz verirren sich nicht selten und finden von alleine nicht mehr nach Hause zurück. Sie können das Datum nicht benennen, erkennen selbst Menschen, mit denen sie vertraut sind, nicht mehr wieder. Darüber hinaus kommt es oft zu einer Störung des Schlaf-Wach-Rhythmus, in extremen Fällen sogar zu einer Umkehr, d. h. die Patienten werden nachts wach und aktiv, sind dann verwirrt und schlafen tagsüber. Gerade dann, wenn Patienten mit einer Demenz unter nächtlichen Verwirrtheitszuständen leiden, ist es häufig für die Familie nicht mehr möglich, die Betroffenen zu Hause zu pflegen, da die Familie nicht in der Lage ist, die Patienten 24 Stunden rund um die Uhr zu versorgen. Inzwischen weiß man, dass neben der Gabe sedierender Psychopharmaka bei diesen Patienten eine gute Tagesstrukturierung sehr wichtig ist. So sollten Patienten mit einer Demenz angehalten werden, während des Tages ins Freie zu gehen und sich dem Sonnenlicht auszusetzen. Eine starke Strukturierung durch einen abgegrenzten Tag-Nacht-Wechsel (tagsüber helle Umgebung, nachts dunkle Umgebung) sowie geplante regelmäßige soziale Interaktionen können dazu beitragen, dass weniger Medikamente gegeben werden müssen.

Schizophrenien/Psychosen zählen zu den schwerwiegendsten psychischen Erkrankungen überhaupt. Häufig treten diese schon im jungen Erwachsenenalter auf und äußern sich zuerst in sozialem Rückzug, einem verschobenen Schlaf-Wach-Rhythmus und schließlich in sehr auffälligen Symptomen, wie etwa Halluzinationen und Wahnideen, z. B. Verfolgungswahn. Nicht selten kommt es nach dem Abklingen einer akuten Phase zu einer Restsymptomatik, d. h. die Patienten erreichen nicht mehr das Funktionsniveau, das sie vor Beginn der Erkrankung hatten. Sie ziehen sich zurück, es kommt zu starken Einschränkungen der Leistungs- und Konzentrationsfähigkeit. Im akuten Schub einer solchen Krankheit kommt es häufig zu einer Auflösung des normalen Schlaf-Wach-Rhythmus, die Betroffenen sind so getrieben und angespannt, dass sie nachts nicht mehr schlafen können. Beim Verfolgungswahn kann eine eingebildete Bedrohung als so beängstigend erlebt werden, dass die Anspannung so groß wird, dass Schlaf nicht mehr möglich ist. Bei akuten Psychosen sind starke dämpfende Psychopharmaka meist unumgänglich, um die Patienten zu beruhigen und die Symptome positiv zu beeinflussen. Darüber hinaus können auch bei Patienten mit chronischen Schizophrenien nicht-medikamentöse verhaltenstherapeutische Maßnahmen eingesetzt werden, insbesondere im Sinne einer Rhythmisierung und Stabilisierung des Schlaf-Wach-Rhythmus (siehe Kapitel 3.8).

Wichtig zu erwähnen ist an dieser Stelle noch die Störung des Schlafs bei Alkoholabhängigkeit. Wie später noch zu erläutern ist, ist die Abstinenz von Alkohol gerade bei Insomnien eine wichtige therapeutische Strategie. In vielen Fällen ist es jedoch leider so, dass besorgte Freunde oder Bekannte, aber auch Ärzte durchaus dazu raten, Alkohol bei Schlafstörungen zu trinken, da diese davon ausgehen, dass Alkohol beruhigend und schlaffördernd wirkt. Dies ist auch der Fall, zumindest zu Beginn der Nacht. Während des Schlafs kommt es jedoch zum Sinken des Alkoholspiegels und ab einer gewissen Schwelle, selbst beim nicht-süchtigen Gebrauch, zu einer Art „Mini"-Entzug mit körperlichen Begleiterscheinungen (Schwitzen, beschleunigte Herzfrequenz). Diese führen zum Aufwachen. Diese Effekte können bei jüngeren Schläfern noch nicht zum Tragen kommen, da noch genügend Tiefschlaf vorhanden ist. Ist dies jedoch nicht mehr der Fall, etwa ab dem 40. bis 50. Lebensjahr, so führt die vegetative Gegenregulation auf den Alkoholkonsum zum nächtlichen Erwachen. Bei Alkoholabhängigen ist dieses Phänomen so ausgeprägt, dass die Betroffenen gegen 3.00 bis 4.00 Uhr nachts schweißgebadet erwachen, von Albträumen geplagt sind und dann zum Alkohol greifen müssen, um weiter schlafen zu können. Hier ist die Therapie der Wahl eine Entzugs- und Entwöhnungstherapie. Schlafmittel dürfen bei Alkoholabhängigen nicht verordnet werden, da sich bei diesen Patienten sehr schnell eine Schlafmittelabhängigkeit entwickeln kann. Bei Alkoholabhängigkeit sind nicht-medikamentöse Maßnahmen für die Schlaflosigkeit Mittel der ersten Wahl.

2.4 Primäre (nicht-organische) Insomnie

Diese Form der Insomnie ist wahrscheinlich die häufigste Beeinträchtigung des Schlafs mit Ein- und Durchschlafstörungen, nicht-erholsamem Schlaf und daraus resultierenden Konsequenzen für die Tagesbefindlichkeit. Bei den Betroffenen liegt keine ersichtliche organische oder psychische Ursache für die Schlafstörung vor. Sie schildern oft eine jahrelange und massive Beeinträchtigung des Schlafs. Häufig kommt es im Verlauf der Erkrankung zu einer Fixierung der Betroffenen auf die Schlafstörung und das ganze Leben wird daraufhin eingerichtet. Bei dieser Form von Schlafstörung werden oft über Jahre Schlafmittel verschrieben, was unter Umständen jedoch mit erheblichen Risiken verbunden ist und die Schlafstörung eher aufrechterhält, als sie zu lindern.

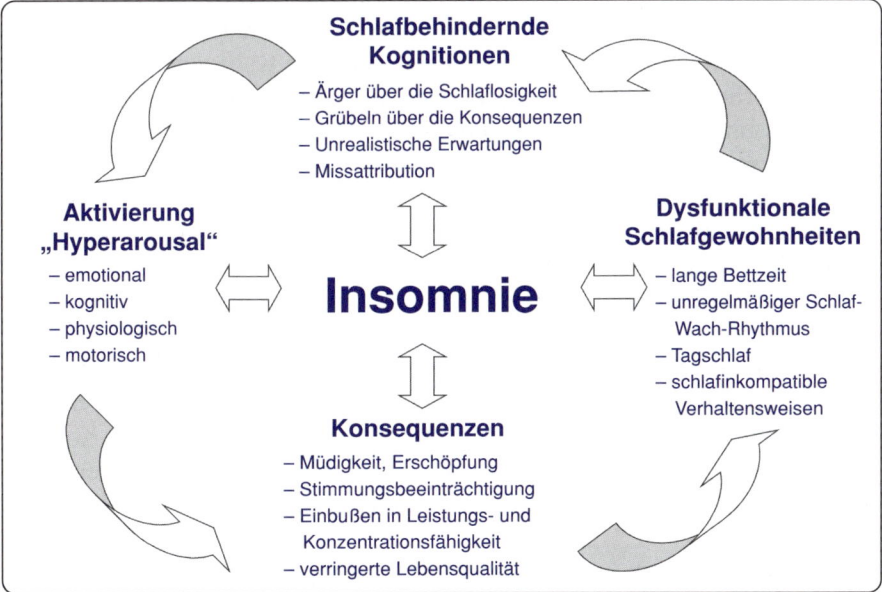

Abbildung 1: Teufelskreis der primären (nicht-organischen) Insomnie

Bei der primären, nicht-organischen Insomnie besteht ein Wechselspiel zwischen psychologischen und physiologischen Faktoren (siehe Abbildung 1). Erhöhte Anspannung zeigt sich auf mehreren Ebenen, etwa motorisch (Unruhe), vegetativ (Schwitzen, Herzklopfen) und in emotionaler Hinsicht

(Ängstlichkeit, Anspannung). Häufig liegen ausgeprägte, auf den Schlaf bezogene Befürchtungen vor, die wiederum die Schlafstörung verstärken. Daneben bestehen schlafunverträgliche Verhaltensweisen, wie etwa eine Verlängerung der Bettzeit und Tagschlaf, was wiederum einem stabilen Schlaf-Wach-Rhythmus entgegensteht. Die als Konsequenz tagsüber erlebte erhöhte Müdigkeit, aber auch Konzentrationsstörungen und gedrückte Stimmung verstärken wiederum die Angst vor der Schlafstörung und tragen in diesem Teufelskreis zur Aufrechterhaltung der Insomnie bei.

Es ist bekannt, dass in den westlichen Industrienationen bis zu einem Fünftel der Bevölkerung unter chronischen Schlafstörungen leidet. Generell nimmt die Beschwerde über gestörten Schlaf mit dem Alter zu und ist bei Frauen häufiger als bei Männern. Auch die Einnahme von Schlafmitteln nimmt mit dem Alter zu. Während jüngere Menschen als Ursache ihrer Schlafstörungen psychosoziale Belastungen, d. h. Konflikte am Arbeitsplatz oder in der Partnerschaft erleben, wird von älteren Menschen der gestörte Schlaf als Folge körperlicher Erkrankungen wahrgenommen. In der Regel sprechen viele von ihnen über ihren gestörten Schlaf nicht mit dem Arzt. Aus unseren eigenen Untersuchungen wissen wir, dass nur 30 bis 40 % aller schlafgestörten Patienten als solche von ihrem Arzt erkannt werden. Etwa 40 bis 60 % aller betroffenen Patienten halten ihr Symptom anscheinend für nicht so gravierend, um es mit ihrem Arzt zu besprechen. Alternativ bietet sich auch die Erklärung an, dass viele Patienten Angst davor haben, mit Schlafmitteln behandelt zu werden, weil diese mit einem sehr negativen Image verbunden sind und deswegen über ihre Beschwerden nicht mit dem Arzt sprechen. Häufig bekämpfen Betroffene ihre Schlafstörung zuerst mit „Hausmittelchen". Dazu zählt die Einnahme von Schlaftees, nicht rezeptpflichtiger Medikamente (Baldrian etc.) sowie der Konsum von Alkohol. Letzteres kann jedoch selbst zu einem massiven Problem werden und damit die Schlafstörung aufrechterhalten.

Schlafstörungen sind auch heutzutage im Vergleich zu anderen körperlichen oder psychischen Störungen immer noch ein vernachlässigter Bereich, sowohl was die Patientenseite als auch Arzt- oder Therapeutenseite betrifft. Dies steht in krassem Gegensatz zu den inzwischen fortgeschrittenen wissenschaftlichen Erkenntnissen über den Schlaf und zum klaren Nachweis der Wirksamkeit der im Folgenden erläuterten nicht-medikamentösen Therapiemaßnahmen.

3 Was kann man gegen Schlafstörungen unternehmen?

Inzwischen gibt es eine Vielzahl von so genannten nicht-medikamentösen, kognitiv-verhaltenstherapeutischen Strategien gegen Schlafstörungen. In der Regel ist es sinnvoll, wenn diese Strategien von einem nach den gesetzlichen Vorgaben ausgebildeten psychologischen oder ärztlichen Psychotherapeuten zusammen mit dem Patienten erörtert und angewandt werden. Darüber hinaus kann man begleitend zu einer entsprechenden Therapie diese Maßnahmen nachlesen bzw. sich auch ohne ärztliche oder psychologische Anleitung mit diesen Methoden vertraut machen und sie einsetzen. Wichtig für den Umgang mit Schlafstörungen ist es für die Betroffenen, sich zuerst über den Schlaf zu informieren. Hinsichtlich des Schlafs existieren viele Irrmeinungen und Volksmythen, die häufig dazu beitragen, dass Schlafstörungen verstärkt werden, weil die Betroffenen sich an ihnen orientieren. Im Anhang (vgl. S. 63) befindet sich eine Liste von Büchern, mit denen die Thematik vertieft werden kann. An dieser Stelle soll nun zuerst grundlegendes wissenschaftlich gesichertes Wissen über den Schlaf vermittelt werden.

3.1 Basiswissen über den Schlaf

Die naturwissenschaftliche Auseinandersetzung mit dem Thema Schlaf hat erst eine kurze Tradition. Ausgangspunkt für die moderne Schlafforschung und damit auch für die wissenschaftliche Auseinandersetzung mit Schlafstörungen ist die Entdeckung des REM-Schlafs im Jahr 1953 in Chicago. Die Abbildung 2 zeigt das Schlafprofil eines gesunden Schläfers, wie es in einem Schlaflabor mit Erfassung der Hirnströme (EEG), Augenbewegungen (EOG) und Muskelspannung (EMG) gemessen wurde.

In der Abbildung sieht man den zyklischen Ablauf der verschiedenen Schlafstadien, wie er im Normalfall bei einem gesunden Schläfer vorkommt. Nach einer kurzen Einschlafphase erfolgt der Wechsel in das Schlafstadium 1 und dann in das Schlafstadium 2, das richtige Einschlafen. Darauf folgen die Schlafstadien 3 und 4 (Tiefschlaf = langsamwellige Hirnstromaktivität)

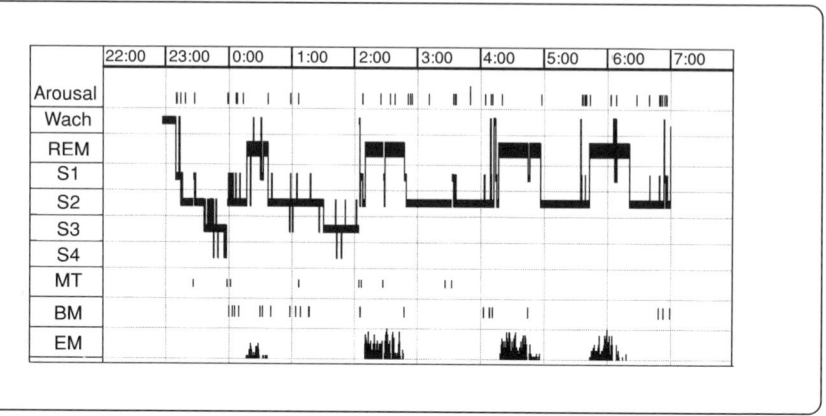

Abbildung 2: Schlafprofil eines gesunden Schläfers, wie es im Schlaflabor erfasst wurde. Auf der Längsachse ist die Uhrzeit dargestellt, während auf der vertikalen Achse die verschiedenen Schlafstadien dargestellt sind. (Arousal = kurze Weckreaktion; REM = REM-Schlaf, d. h. Schlaf der schnellen Augenbewegungen; S-1 und S-2 = leichter Schlaf; S-3 und S-4 = tiefer Schlaf; MT = Movement Time, d. h. Körperbewegungen, die länger als 15 Sekunden andauern; BM = kurze body movements = Körperbewegungen; EM = Eye Movements, d. h. Augenbewegungen im REM-Schlaf).

und nach etwa 70 bis 90 Minuten kommt es zum Auftreten der ersten REM-Phase (REM = *R*apid *E*ye *M*ovements = schnelle Augenbewegungen). Im REM-Schlaf bewegen sich die Augen heftig hin und her, die Muskeln sind völlig entspannt. Zudem träumen wir intensiv in diesem Schlafstadium. Im Verlauf der Nacht wiederholt sich dieses Muster von Non-REM- und REM-Schlaf etwa vier- bis fünfmal, je nach Schlafdauer. Während im ersten Nachtdrittel die tiefen Schlafstadien vorherrschen, ist es im zweiten und dritten Nachtdrittel der REM-Schlaf, der unseren Schlaf hauptsächlich charakterisiert. Die Schlafstadien 1 und 2 bezeichnen den leichteren Schlaf, die Schlafstadien 3 und 4 den tiefen Schlaf. Der REM-Schlaf ist hinsichtlich der Schlaftiefe kein einheitlicher Zustand. Inzwischen wissen wir, dass unter konstanten Bedingungen das Profil eines gesunden Schläfers von Nacht zu Nacht relativ gleich bleibt. Aus der Abbildung kann der Eindruck entstehen, dass eventuell gerade der Schlaf vor Mitternacht der beste ist, da hier der höchste Tiefschlafanteil auftritt. Dies ist in diesem Beispiel auch der Fall: Bei einem Schläfer, der immer um 23.00 Uhr zu Bett geht.

Generell ist jedoch davon auszugehen, dass der Tiefschlafanteil bzw. sein Maximum nicht an die Uhrzeit gekoppelt ist, sondern an das erste Drittel der Nacht. Wenn jemand also in der Regel erst um 1.00 Uhr zu Bett geht und bis 9.00 Uhr morgens schläft, so wird sein Maximum des Tiefschlafs in der Zeit zwischen 1.00 und 3.00 Uhr morgens stattfinden. Kommt es jedoch dazu, dass erst sehr spät ins Bett gegangen wird, z. B. am frühen Morgen um 6.00 Uhr, so ist davon auszugehen, dass dann der Schlaf nicht mehr so tief sein wird (siehe Kapitel 1.2).

Im Schlaf verändern sich jedoch nicht nur die Schlafstadien, sondern auch das unwillkürliche, d. h. nicht willentlich beeinflussbare Nervensystem verändert seine Aktivität (siehe Abbildung 3).

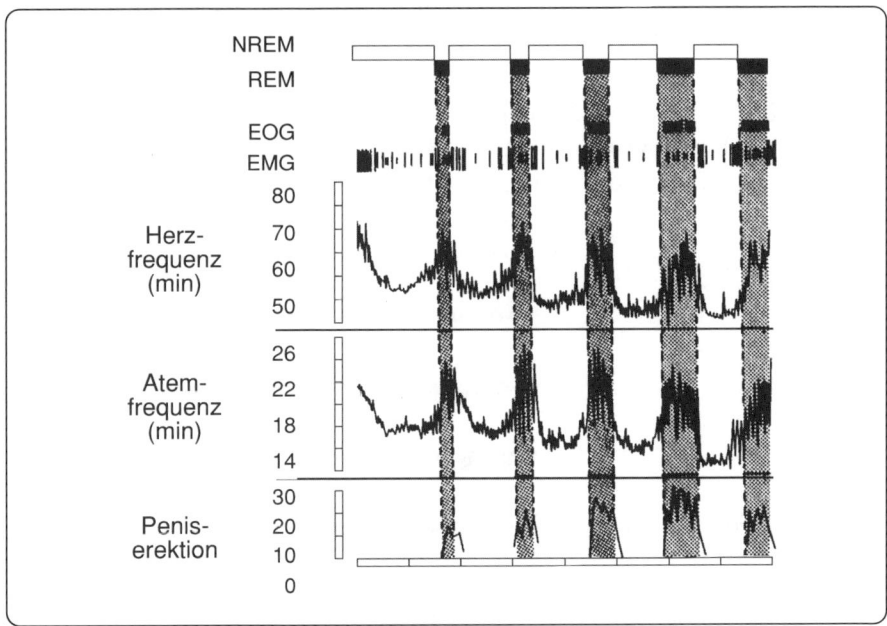

Abbildung 3: Verlauf vegetativer Reaktionen (Herzfrequenz und Atemfrequenz) sowie der Peniserektionen im Nachtschlaf (modifiziert nach Jovanovic, 1973).

Im Schlaf kommt es zu einem Absinken der Herz- und Atemfrequenz, wobei es im REM-Schlaf wieder zu einer Steigerung von Herz- und Atemtätigkeit kommt. Zudem ist beim REM-Schlaf auffällig, dass beim Mann

Erektionen auftreten, während es bei der Frau zu einer Erhöhung der vaginalen Durchblutung kommt.

Die tiefen Schlafstadien sind insbesondere für die körperliche Erholungsfunktion zuständig, während im REM-Schlaf Prozesse der geistigen und emotionalen Regenerierung und der Gedächtnisfunktion ablaufen.

Das Schlafprofil verändert sich deutlich über die Lebensspanne (siehe Abbildung 4). Während beim Neugeborenen noch mehrere kürzere Schlafperioden über den 24-Stunden-Tag verteilt sind, verfestigt sich der Schlaf etwa ab dem ersten Lebensjahr in der Nacht und es kommt tagsüber nur noch zu zwei Schlafepisoden. Ab dem dritten/vierten Lebensjahr tritt tagsüber meist nur noch ein Mittagsschlaf auf, der ab der Schulzeit ganz entfällt. Erwachsene schlafen in der Regel nur nachts. Dies hat wahrscheinlich weniger mit biologischen Faktoren, sondern in erster Linie mit unserem Arbeitsleben zu tun, das es nicht zulässt, dass mittags geschlafen wird. Uns allen bekannt ist eine häufig nach dem Mittagessen auftretende erhöhte Müdigkeit, die wahrscheinlich biologisch bedingt ist. Bei älteren Erwachsenen ab dem Rentenalter wird dann wieder häufiger Mittagsschlaf gehalten.

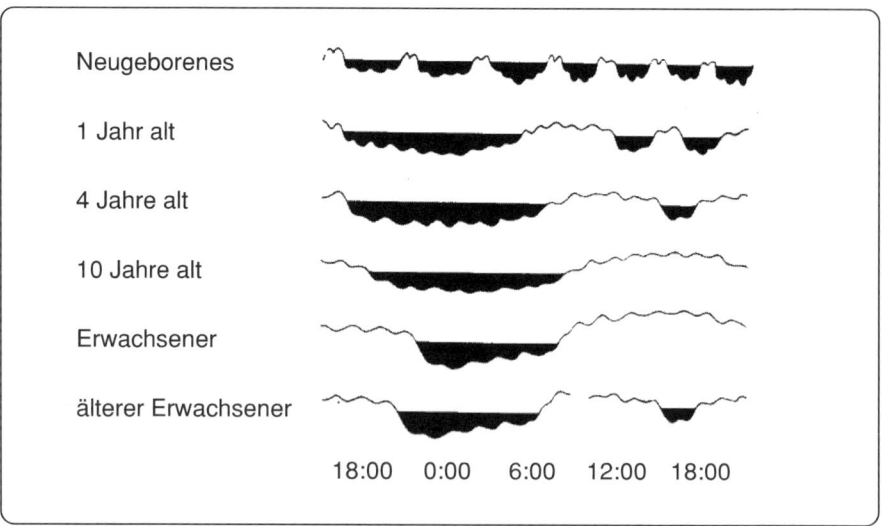

Abbildung 4: Schlaf-Wach-Rhythmik über die Lebensspanne; schwarz ausgefüllt sind die Schlafphasen.

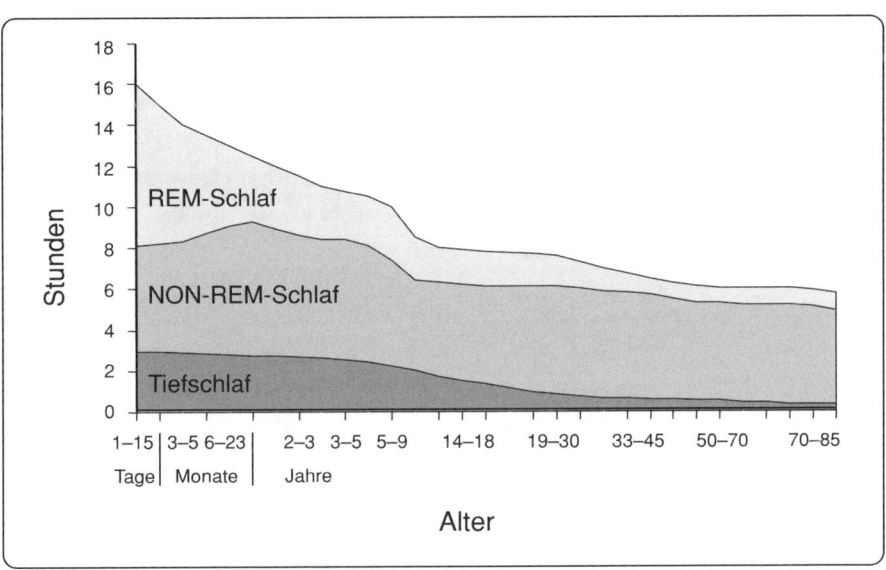

Abbildung 5: Veränderungen der Schlafstadien mit dem Alter (modifiziert nach Roffwarg et al., 1966).

Nicht nur die Schlaf-Wach-Rhythmik verändert sich mit dem Alter, sondern auch die Zusammensetzung des Schlafs (siehe Abbildung 5).

Während Neugeborene noch die Hälfte der Schlafzeit im REM-Schlaf verbringen, sinkt beim Erwachsenen der REM-Schlafanteil auf 20 % und verbleibt etwa bei diesem Prozentsatz über die gesamte Lebensspanne. Interessanterweise unterliegt der tiefe Schlaf einer starken altersabhängigen Variation. Während er beim jungen Erwachsenen noch etwa ein Fünftel der Schlafzeit einnimmt, sinkt er mit dem Älterwerden (oft schon ab dem 40. Lebensjahr) auf sehr niedrige Werte ab. Möglicherweise erklärt dies, warum mit zunehmendem Alter der Schlaf generell flacher, störbarer und unerholsamer wird.

Die Schlafprofile eines jungen und eines älteren gesunden Schläfers sind zur Veranschaulichung in Abbildung 6 dargestellt.

Eine Frage, die immer wieder gestellt wird, ist die nach der notwendigen Schlafdauer. Wir wissen, dass z. B. in Deutschland die durchschnittliche Schlafdauer von Erwachsenen bei etwa 7 1/2 Stunden liegt. Allerdings zeigt

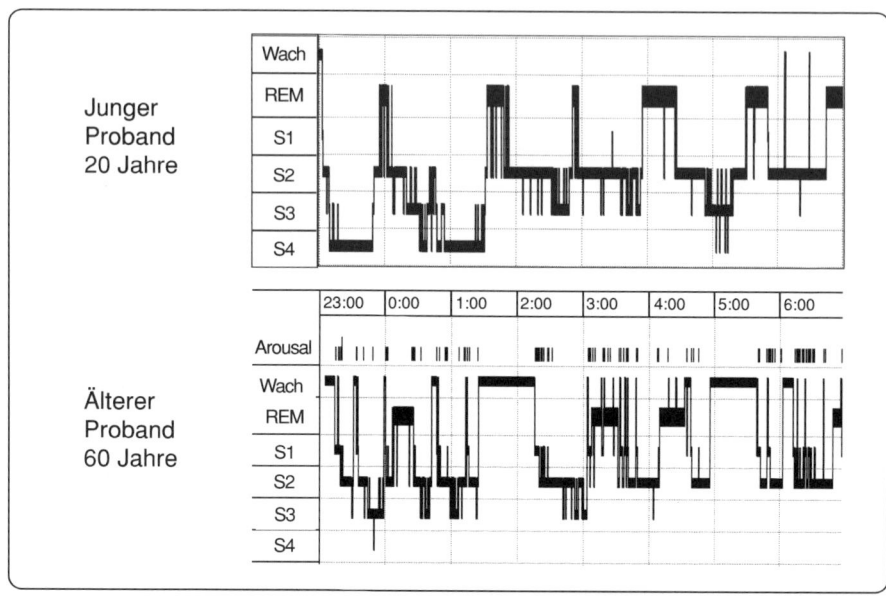

Abbildung 6: Vergleichende Schlafprofile eines jungen Schläfers (20 Jahre) und eines älteren Schläfers (60 Jahre). Deutlich wird dabei die abnehmende Tiefe des Schlafs mit dem Alter sowie die zunehmende Störbarkeit durch Wachperioden (mit freundlicher Genehmigung von U. Voderholzer).

sich hier eine große Schwankungsbreite in der Normalbevölkerung und zwar von 5 bis 10 Stunden. Es gibt also Kurz- und Langschläfer. Ein gewisser Prozentsatz der Bevölkerung kommt mit 5 bis 6 Stunden Schlaf pro Nacht gut aus und ist trotz dieser kurzen Schlafzeit tagsüber fit und leistungsfähig. Ein ebenso großer Anteil der Bevölkerung benötigt jedoch 9 bis 10 Stunden Schlaf, ohne dass dies an sich als krankhaft anzusehen ist. Ein Langschläfer kann jedoch eine Verkürzung der Schlafzeit im Rahmen einer Schlafstörung auf 7 1/2 Stunden schon als belastend erleben. Aus wissenschaftlicher Sicht konnte noch nicht geklärt werden, wieviel Schlaf der Mensch unbedingt braucht, um körperlich und psychisch zu funktionieren. Es gibt sogar Beispiele aus der Literatur, bei denen Menschen über Jahre hin nur 3 bis 4 Stunden schliefen und trotzdem psychisch und körperlich gesund blieben. Solche Fälle sind jedoch die Ausnahme. Um zu klären, wieviel Schlafzeit wirklich notwendig ist, wurden in den vergangenen Jahrzehnten viele Experimente zum Schlafentzug an Tieren und Menschen durchgeführt. Beim Tier, z. B. bei

Ratten, führt kompletter Schlafentzug über 2 bis 3 Wochen zum Tode. Dies wird als sicherer Beleg dafür angesehen, dass Schlaf biologisch notwendig ist.

Der „Weltrekord" im Schlafentzug beim Menschen liegt bei 264 Stunden und wird von einem amerikanischen Studenten gehalten, der in den 60er Jahren damit ins Guiness-Buch der Rekorde gelangen wollte. In diesem Experiment zeigte sich, dass Konzentrations- und Leistungsfähigkeit schon nach 2 bis 3 Nächten ohne Schlaf massiv eingeschränkt waren. Gegen Ende des Experiments gelangte der Student häufig in einen kurzen Sekundenschlaf. Nach Beendigung des Experiments schlief der Proband 14 Stunden und war danach leistungsmäßig voll wieder hergestellt.

Im Moment geht man davon aus, dass etwa 5 Stunden Schlaf das mindest notwendige Quantum an Schlaf darstellen, um körperlich und psychisch einigermaßen gut zu funktionieren. Das heißt jedoch nicht, dass man sich bei dieser Stundenzahl unbedingt wohl fühlt – den meisten von uns geht es so, dass sie eben 7 1/2 bis 8 Stunden Schlaf benötigen, um sich wohl, fit, ausgeruht und leistungsfähig zu fühlen. Die moderne Schlafmedizin geht davon aus, dass man bei Schlafstörungen weniger die geschlafene Stundenzahl in den Vordergrund stellen soll, sondern das Gefühl des Ausgeruht-, Fit- und Leistungsfähigseins am Morgen und während des Tages. Dies sollte als Gradmesser dafür genommen werden, ob der Schlaf ausreicht oder nicht.

Schlafen und Wachen stehen in enger Wechselbeziehung zu vielen anderen Körperfunktionen. Dies sei an der Körpertemperatur verdeutlicht (siehe Abbildung 7).

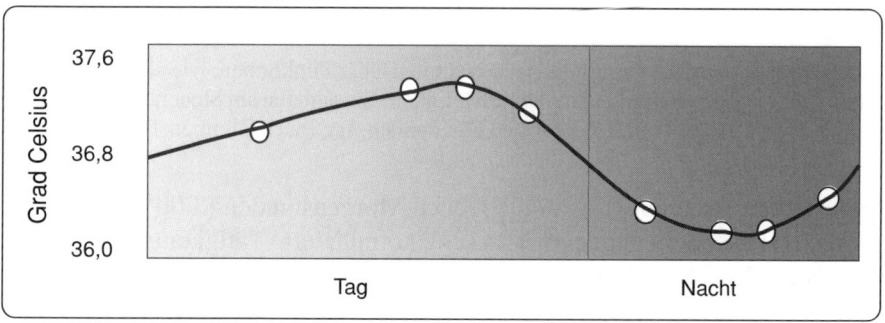

Abbildung 7: Verlauf der Körpertemperatur über den 24-Stunden-Tag.

Tagsüber, während wir wach sind, steigt die Körpertemperatur an, um ihren höchsten Wert in den späten Nachmittagsstunden zu erreichen. Dann sinkt sie kontinuierlich ab, wobei dies ein günstiger Zeitpunkt für das Einschlafen ist. Das Minimum der Körpertemperatur wird in den frühen Morgenstunden erreicht. In den frühen Morgenstunden und vormittags steigt die Körpertemperatur wieder an. In der Zwischenzeit wissen wir, dass nicht nur zwischen Körpertemperatur, sondern auch zwischen vielen anderen biologischen und psychologischen Variablen, dem Hell-Dunkel-Wechsel und der Schlaf-Wach-Rhythmik eine enge Wechselbeziehung besteht (siehe Abbildung 8).

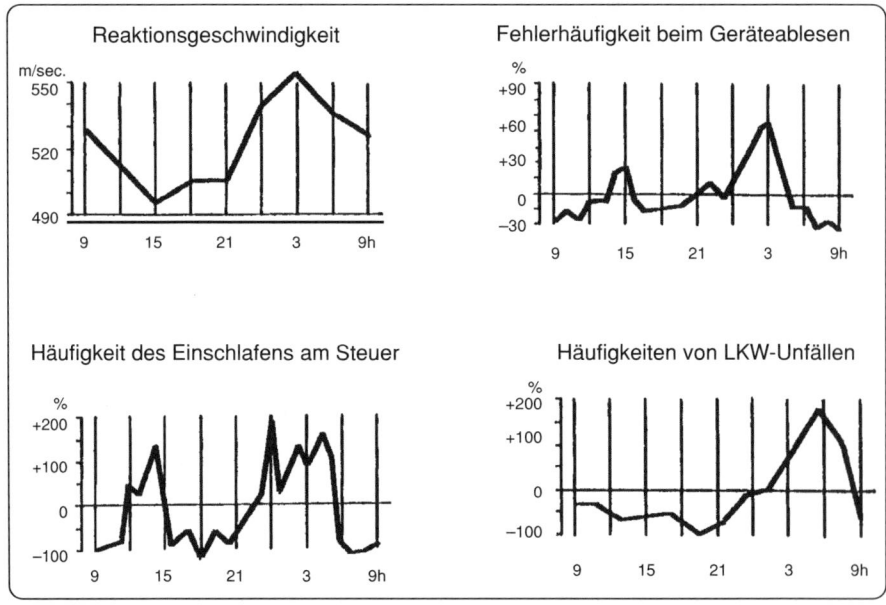

Abbildung 8: Verlauf verschiedener psychologischer Funktionen, wie etwa Reaktionsgeschwindigkeit, Fehlerhäufigkeit, Einschlafen am Steuer, Häufigkeit von Lkw-Unfällen über den 24-Stunden-Tag (nach Zimmer, 1984).

So scheinen vor allen Dingen die frühen Morgenstunden (3.00 bis 6.00 Uhr morgens) besonders ungeeignet zu sein, komplizierte Tätigkeiten zu verrichten, da die Reaktionszeiten zu dieser Zeit sehr lang sind, zudem sehr häufig Fehler beim Geräteablesen oder Unfälle auftreten. Dies hängt eng mit dem Ablauf der hormonellen Regulation zusammen (siehe Abbildung 9).

34

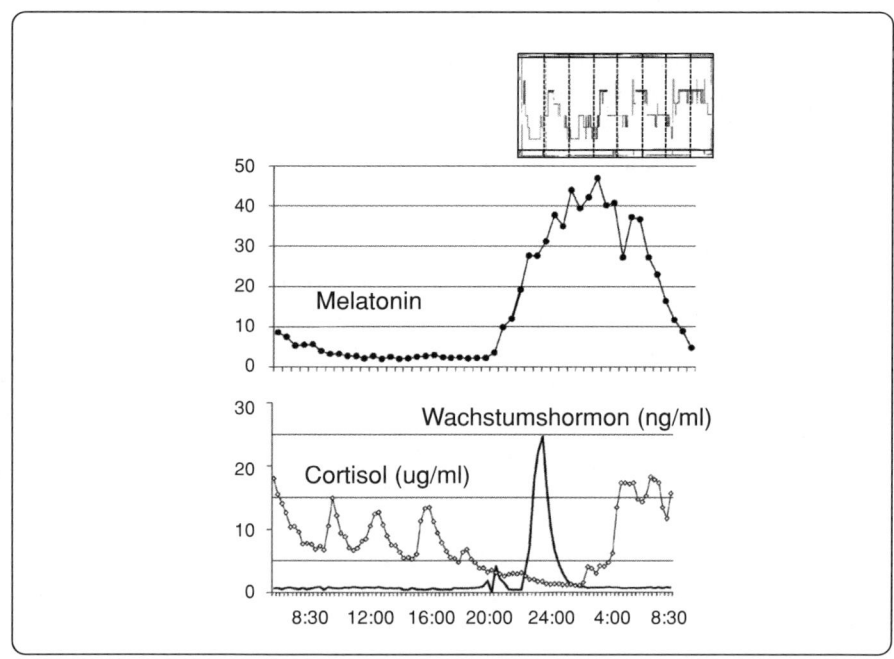

Abbildung 9: Ausschüttung verschiedener Hormone (Melatonin, Wachstumshormon und Cortisol) in Relation zum Schlaf-Wach-Zyklus und zum Schlafprofil eines gesunden 25-jährigen Schläfers (mit freundlicher Genehmigung von U. Voderholzer).

Abbildung 9 zeigt das Wechselspiel zwischen verschiedenen Hormonen, wie etwa Melatonin, Wachstumshormon und Cortisol in Verbindung mit dem Schlaf-Wach-Rhythmus. Das Hormon Melatonin, das häufig auch „Schlafhormon" genannt wird, wird tagsüber praktisch nicht ausgeschüttet bzw. aktiv durch Licht unterdrückt. Erst beim Sich-zur-Ruhe-Begeben und bei Dunkelheit kommt es zu einem deutlichen Anstieg dieses Hormons, d. h. es wird ausschließlich nachts ausgeschüttet. Anders verhält es sich mit dem Cortisol, das häufig auch als „Stresshormon" bezeichnet wird. Dieses wird beginnend ab 5.00 bis 6.00 Uhr morgens stark ausgeschüttet und führt wahrscheinlich auch zum Erwachen. Ebenso kommt es tagsüber zu einer höheren Ausschüttung, etwa bedingt durch Anstrengung oder Stress. In den Abendstunden sinkt dieses Hormon ab und erleichtert somit das Einschlafen. Ganz anders verhält es sich mit dem Wachstumshormon: dies wird tagsüber höchstens nach den Mahlzeiten ausgeschüttet und vor allen Dingen im ersten Drittel der Nacht, im engen zeitlichen Zusammenhang mit dem Tiefschlaf. Das Wachstumshormon dient beim jungen Menschen, wie der Name schon sagt, dem Wachstum. Mit Abschluss des Wachstums verliert das Wachstumshormon diese Funktion und häufig wird es bei älteren Menschen, schon oft ab dem 40. Lebensjahr, nachts nur noch in geringen Mengen ausgeschüttet.

Unter einer zirkadianen Rhythmik versteht man, dass ein Hormon oder eine andere körperliche oder psychische Funktion während des Tages in einer Art Sinuskurve schwingt und ein Minimum und Maximum durchläuft. In der Regel wird die Hormonausschüttung durch die eigene innere Uhr, die sich im Gehirn befindet, gesteuert. Die innere Uhr ist vom Sonnenlicht abhängig. Das Sonnenlicht stellt die Hormone auf eine 24-Stunden-Rhythmik ein – wäre dies nicht der Fall, wie man z. B. in sogenannten Bunker- oder Isolationsexperimenten simulieren kann, so schwingen die Hormone und auch die Schlaf-Wach-Rhythmik mit einer Periodenlänge von 25 Stunden, d. h., der Tag bekommt dann anstatt einer Länge von 24 Stunden eine Länge von 25 Stunden. Bei allen Formen von Schlafstörungen, besonders den Insomnien, ist ein stabiler Schlaf-Wach-Rhythmus wichtig, um günstige Phasenbeziehungen zwischen der Hormonausschüttung und dem Schlaf-Wach-Rhythmus zu erzielen. Dazu ist es sinnvoll, sich tagsüber dem Licht auszusetzen und nachts eine intensive Lichtstrahlung eher zu vermeiden. Dies kann z. B. bei Studenten oder anderen Personen eine Rolle spielen, die abends noch intensiv lernen müssen und dies oft in heller Umgebung tun. Auch dadurch kann es zu Einschlafschwierigkeiten kommen!

In der Zwischenzeit gibt es viele verschiedene Modelle der Regulation von Schlafen und Wachen. Das bedeutendste ist zur Zeit das sogenannte Zwei-Prozess-Modell von Borbély (siehe Abbildung 10).

Das Modell von Alexander Borbély, einem Schweizer Pharmakologen und Schlafforscher, enthält zwei Komponenten: unter der Komponente C wird die zirkadiane Rhythmik verstanden. In der Abbildung dargestellt ist die Rhythmik der Körpertemperatur. Es ist ein günstiger Zeitpunkt für das Einschlafen, wenn die Körpertemperatur absinkt. Wenn die Körpertemperatur wieder ansteigt, ist ein geeigneter Zeitpunkt für das Erwachen und Aufstehen. Ein weiterer Prozess, der in diesem Modell eine große Rolle spielt, ist der sogenannte Prozess S für S = Schlaf. Darunter versteht man einen

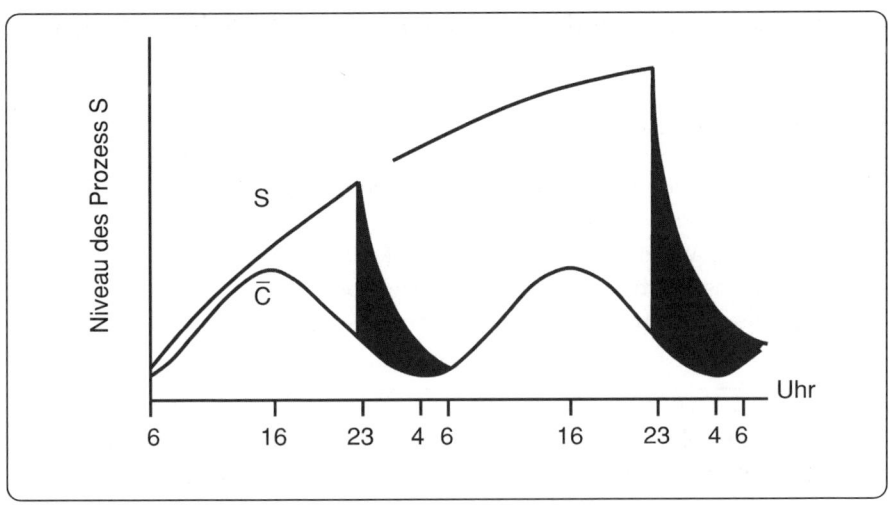

Abbildung 10: Das Zwei-Prozess-Modell der Regulation von Schlafen und
Wachen (nach Borbély, 1982).

Prozess, dem ein „Schlafstoff" zu Grunde liegen soll, etwa hormoneller
oder neurochemischer Art. Wir wissen, dass die Tiefschlafmenge, also die
langsamwellige Hirnstromaktivität, von der Wachzeit vor dem Schlaf abhängig ist. Um so länger wir wach sind, um so mehr Tiefschlaf bekommen
wir in der nächsten Nacht. Aus diesem Modell lässt sich ableiten, dass der
Tiefschlaf einer homöostatischen Regulation unterliegt, d. h. Tiefschlaf,
der versäumt wird, wird sofort nachgeholt. Erst dann wird der verlorene
REM-Schlaf aufgeholt. Allerdings wird nach verlorenem Schlaf nicht die
komplette Schlafmenge nachgeholt, sondern nur der Tiefschlaf und der
REM-Schlaf. Das bedeutet, dass man nach einer durchwachten Nacht
nicht doppelt so lange schläft, sondern vielleicht 1 bis 2 Stunden länger.
Der Schlaf ist dann aber viel intensiver und tiefer. Der „Schlafdruck", der
sich in der Fähigkeit schnell einzuschlafen und gut durchzuschlafen mani-
festiert, steht also in einer direkten Beziehung zur Zeit, die wir vor dem
Schlafengehen wach sind. Um so länger wir am Stück wach sind, um so
höher der Schlafdruck. Erniedrigter Schlafdruck bewirkt eine Verzöge-
rung des Einschlafens und Durchschlafprobleme. Zu einer Auflösung
dieses Zusammenhangs zwischen Wachzeit und Schlafdruck kommt es
nur bei schwerwiegenden psychiatrischen oder neurologischen Krankheiten.

In den letzten Jahren wurde viel über Funktionen des Schlafs (siehe Kasten 3) spekuliert.

Kasten 3: Funktionen des Schlafs

- Schlaf ist ein Überbleibsel aus der Entwicklungsgeschichte
- Erholung des Stoffwechsels (→Tiefschlaf)
- Hirnreifung, Ausbildung neuronaler Regelkreise (→REM)
- Informationsverarbeitung, Gedächnisbildung (→REM)
- Regulation des Immunsystems (→Tiefschlaf)
- Entmüdung

Als widerlegt gelten muss die Annahme, dass es sich beim Schlaf um ein Überbleibsel aus der Entwicklungsgeschichte der Menschheit handelt. Es gab in den 70er und 80er Jahren des 20. Jahrhunderts Theorien, die davon ausgingen, dass Schlaf beim Menschen überflüssig sei. Diese Theorien beriefen sich auf den Weltrekord im Schlafentzug, der, wie weiter vorne ausgeführt, bei 264 Stunden liegt. Aus diesem Experiment ging hervor, dass es zu massiven Einschränkungen der geistigen Leistungsfähigkeit kam, aber zu keinerlei körperlichen Auffälligkeiten, wie etwa Blutdruckveränderungen. Von dieser Sichtweise ist man inzwischen jedoch deutlich abgekommen, da Schlafentzug z. B. bei Ratten tödlich wirkt, wenn er länger als 2 bis 3 Wochen anhält.

Der Tiefschlaf dient vor allen Dingen der Stoffwechselregeneration. Zudem wird im Schlaf Energie dadurch eingespart, dass das körperliche Aktivitätsniveau herabgesetzt ist. Möglicherweise war dies ein wichtiger evolutionärer Vorteil des Schlafes, der es einer Tierart erlaubte, nachts zu ruhen und damit Energie zu sparen. Interessanterweise ist das Schlafverhalten bei verschiedenen Tierarten sehr unterschiedlich. Alle Säugetiere zeigen z. B. ein zyklisches Muster von Non-REM- und REM-Schlaf, die Schlafdauer schwankt jedoch erheblich. Bei wild lebenden Hirschen und Rehen beträgt sie oft nicht mehr als eine Stunde, während die meisten Menschen bekannterweise zwischen 7 und 8 Stunden pro Tag schlafen. Der REM-Schlaf tritt abgesehen von Säugetieren nur bei den Vögeln noch ansatzweise auf, verliert sich aber bei diesen nach dem Kükenalter. Aus Sicht der Evolutionstheorie nimmt man an, dass die Entwicklung des REM-Schlafs es ermöglichte, die Schlafdauer etwa beim Menschen auf 7 bis

8 Stunden zu verlängern. Der REM-Schlaf, der zyklisch etwa alle 90 bis 120 Minuten auftritt, ist ein sehr aktiver Zustand des Gehirns und verhindert so, dass sowohl Gehirn als auch Körper im Schlaf auf ein zu tiefes Aktivitätsniveau absinken. Im REM-Schlaf spielen sich Prozesse der Nervenreifung, der Informationsverarbeitung und Gedächtnisbildung ab. Ebenso träumen wir im REM-Schlaf, was die Menschen schon seit hunderten von Jahren zu Spekulationen angeregt hat. Sigmund Freud, der Begründer der Psychoanalyse, hat sein Theoriegebäude auf die Träume und ihre Interpretation bezogen. Heutzutage wird das Phänomen der Träume weitaus vorsichtiger interpretiert und es gilt als unwahrscheinlich, dass Träume in jeder Hinsicht die Erfüllung sexueller Bedürfnisse darstellen sollen. Träume spiegeln wohl Vorgänge wieder, mit denen wir uns tagsüber beschäftigen und die uns belasten oder in Anspruch nehmen. Ob sie jedoch Lösungsmöglichkeiten aufzeigen oder eine Verarbeitung dieser Belastungen herbeiführen, ist bislang ungeklärt. Gesichert ist jedoch, dass wir den REM-Schlaf aus biologischer Sicht benötigen, da sich in diesem Zustand Prozesse der Gedächtnisbildung abspielen.

Auch zwischen Schlaf und Immunsystem scheint ein enger Zusammenhang zu bestehen, was beim Menschen allerdings noch nicht eindeutig demonstriert werden konnte. Bei Tieren ist es so, dass Schlafentzug eine Schwächung des Immunsystems bewirkt. Bei Menschen ist ein entsprechender Nachweis bisher nicht gelungen – z. B. konnte bislang nicht belegt werden, dass Patienten, die dauerhaft und chronisch unter Schlafstörungen leiden, wirklich eine abgeschwächte Immunfunktion haben, etwa dahingehend, dass sie häufiger an Infektionskrankheiten leiden würden.

> Zusammenfassend gilt bislang, dass eine wissenschaftliche Klärung der Frage, warum wir schlafen, noch nicht gelungen ist. Aus diesem Grund muss uns die Alltagsweisheit genügen, dass Schlaf immer noch das beste Mittel gegen Müdigkeit ist!

3.2 Das Schlaftagebuch

Aus dem Modell der psychophysiologischen/primären Insomnie (siehe Abbildung 1) ergeben sich die entsprechenden therapeutischen Möglichkeiten, die in Tabelle 3 dargestellt sind.

– Körperliche Anspannung
– Geistige Anspannung
– Ungünstige Schlafgewohnheiten
– Schlafbehindernde Gedanken

Maßnahmen zur Behebung von Schlafstörungen:

– Muskelentspannung
– Ruhebild, Fantasiereisen, angenehme Gedanken
– Regeln für einen gesunden Schlaf, Stimuluskontrolle, Schlafrestriktion
– Grübelstuhl, Gedankenstopp, Ersetzen negativer Gedanken und Erwartungen zum Schlaf durch schlaffördernde Gedanken

Tabelle 3: Nicht-medikamentöse Therapieansätze

Im Folgenden wird auf die verschiedenen Maßnahmen ausführlich eingegangen. Ein ganz wichtiger Schritt davor aber ist die Verhaltensdiagnostik. Dies bedeutet, dass Betroffene mit Schlafstörungen ein Schlaftagebuch führen.

Ein entsprechendes **Schlaftagebuch** ist im Anhang (vgl. Arbeitsblatt 1, S. 68) dargestellt und kann außerdem über die Homepage der Deutschen Gesellschaft für Schlafforschung und Schlafmedizin (DGSM) unter www.dgsm.de heruntergeladen werden (anklicken: Arbeitsgruppen → Diagnostik und Psychopathometrie → Fragebogen).

Das Schlaftagebuch erfasst sowohl die Tagesbefindlichkeit als auch das Ausmaß der Störung des Nachtschlafs. Wichtig beim Schlaftagebuch ist, dass es nicht dazu führen soll, dass die Betroffenen in der Nacht mit der Stoppuhr oder der Uhr in der Hand versuchen, ihre Schlafstörung zu messen. Dies wäre vollkommen falsch und würde die Schlafstörung noch verstärken. Beim Ausfüllen des Schlaftagebuchs am Morgen geht es darum, subjektive Eindrücke bezüglich des eigenen Nachtschlafs schnell auf der Basis des eigenen Erlebens und des Gefühls wiederzugeben. Dies gilt ebenso für die den Tag betreffenden Fragen. Sie sollten sich also sowohl morgens als auch abends für wenige Minuten Zeit nehmen, um die Morgen- und Abendprotokolle auszufüllen. Das Schlaftagebuch wird es Ihnen möglicherweise auch nahe legen, den globalen Eindruck, den Sie von Ihrem Schlaf haben, in Frage zu stellen: vielleicht ist der Schlaf nicht jede Nacht gleich schlecht – auf 2 oder 3 schlechte Nächte folgt vielleicht immer wieder eine gute Nacht. Oder: gibt es ein regelhaftes Muster der schlechten Nächte? Ist die Nacht von Sonntag auf Montag am schlimmsten? Schlafen Sie am Wochenende besser? Unter Umständen können Sie selbst schon aus dem Schlaftagebuch Rückschlüsse auf Ursachen und aufrechterhaltende Faktoren Ihrer Schlafstörung ziehen!

Diese Protokolle dienen auch Ihrem Therapeuten dazu, bei der diagnostischen Einschätzung der Schlafstörung einen umfassenden Eindruck zu gewinnen. Zudem werden Ihnen die meisten Therapeuten empfehlen, das Schlaftagebuch auch während der ganzen Behandlung auszufüllen, um so die Erfolge der vorgeschlagenen Maßnahmen nachvollziehen zu können.

Nutzen Sie zur Selbstbeurteilung und Einschätzung Ihrer Schlafstörung auch den im Anhang eingefügten Kurzfragebogen Insomnie (vgl. Arbeitsblatt 2, S. 70), den Kurzfragebogen Hypersomnie (vgl. Arbeitsblatt 3, S. 71) sowie die Checkliste primäre Insomnie (vgl. Arbeitsblatt 4, S. 72).

3.3 Entspannungstechniken

Viele Menschen mit Insomnien, leiden darunter, nachts nicht abschalten zu können. Dies kann sich auf eine gedankliche Ebene beziehen, d. h., dass sich Grübeleien immer wieder aufdrängen. Andererseits kann sich das Nicht-abschalten-Können auch körperlich, z. B. in Herzrasen, erhöhter Pulsfrequenz, Schwitzen und inneren Unruhegefühlen äußern. In den letzten Jahrzehnten wurden die verschiedensten Formen von Entspannungstechniken entwickelt, um nervösen, ängstlichen und schlafgestörten Menschen zu helfen. Als wirksamstes Verfahren hat sich die so genannte progressive Muskelentspannung nach Jacobson erwiesen. Dabei handelt es sich um ein Entspannungstraining, bei dem Muskelgruppen angespannt und wieder entspannt werden. Die meisten Entspannungstrainings dauern zwischen 15 und 45 Minuten. Sie bedürfen zuerst einer Anleitung durch einen erfahrenen Therapeuten, bevor sie in

Eigenregie übernommen werden können. Bei allen Entspannungstrainings ist es wichtig zu wissen, dass sie natürlich nicht so schnell wie ein Schlafmittel oder ein Medikament wirken, sondern eine Zeit des Übens und Lernens benötigen, bis sie ihre volle Wirksamkeit entfalten.

Die Anleitung eines Entspannungstrainings, wie wir es an unserer Klinik in ambulanten Gruppen einsetzen, ist im Anhang (vgl. Arbeitsblatt 5, S. 74) dargestellt.

Psychologische Psychotherapeuten sind in der Regel in Entspannungstechniken, insbesondere, was die progressive Muskelentspannung betrifft, ausgebildet. Darüber hinaus bieten viele Abendakademien oder Volkshochschulen und neuerdings auch Krankenkassen entsprechende Kurse an.

3.4 Ruhebild und Fantasiereisen

Das Ruhebild und Fantasiereisen sind Techniken, um abends im Bett gedanklich abschalten zu können. Viele Menschen mit Schlafstörungen haben die Erfahrung gemacht, dass negativ getönte Gedanken und Grübeleien den Prozess des Einschlafens oder Durchschlafens stören. Man kann jedoch auch versuchen, diese „Macht der Gedanken" im positiven Sinn zu nutzen, indem man gegen die negativ getönten Gedanken positive Vorstellungen setzt, das sogenannte Ruhebild.

Das Ruhebild sollte durch folgende Merkmale charakterisiert sein:

- Es kann sich hierbei um eine schöne Erinnerung handeln, z. B. eine Szene aus dem Urlaub, es kann aber auch ein Fantasiebild sein, wie etwa grasende Kühe auf einer Blumenwiese, schwimmende Enten auf einem See, eine ruhige Bergszenerie etc.
- Das Ruhebild soll einen angenehmen Charakter haben, Ruhe und Wohlbefinden einflößen.
- Es soll keine anderen Personen enthalten.
- Im Ruhebild sollen keine hektischen, schnellen Aktivitäten vorgestellt werden.

Das Ruhebild kann alleine oder kombiniert mit dem Entspannungstraining eingesetzt werden. Beim Ruhebild sind Sie gehalten, sich ganz intensiv diese eigene Vorstellung vor das innere Auge zu rufen und sich ganz in diese Vorstellung zu vertiefen. Sie sollten sich das Ruhebild in allen Sinnesqualitäten vorstellen können.

Wenn Sie sich eine Situation ausgesucht haben, müssen Sie versuchen, sich diese möglichst konkret und detailliert vorzustellen. Als wichtiger Rat hierbei muss gelten: was können Sie im Ruhebild sehen, hören, fühlen, riechen und schmecken. Stellen Sie sich Jahreszeit und Tageszeit Ihrer Situation genau vor. Wie ist das Wetter? Spüren Sie, wie angenehm diese Vorstellung ist.

Sie können sich ruhig mehrere, für sich angenehme Situationen vorstellen und sich hierzu ein paar Notizen machen.

Sollte Ihnen spontan kein Bild einfallen, überlegen Sie doch einmal, was Sie in der Freizeit gerne tun bzw. welchen entspannenden Tätigkeiten und Hobbies Sie nachgehen – auch hieraus können Sie ein Ruhebild ableiten.

Es muss angemerkt werden, dass die Vorstellungs- und Suggestionskraft natürlich nicht bei jedem Menschen gleich ausgeprägt sind. Es ist jedoch so, dass wie bei der körperlichen Entspannung auch das Ruhebild der Übung bedarf. Sie dürfen beim Ruhebild nicht sofort die Schärfe wie bei einer Fotografie erwarten. Wichtig ist vielmehr das Wohlbefinden und das angenehme Gefühl, welche die Vorstellung auslösen. Es sollte Sie auch nicht beunruhigen, wenn das Ruhebild nicht über die gesamte Dauer, die Sie es sich vorstellen wollen, erhalten bleibt, sondern „wegrutscht".

Genauso wie das Entspannungstraining sollten Sie das Ruhebild am Anfang der Übung noch nicht im Bett durchführen, um das Einschlafen und das Durchschlafen zu verbessern. Sie sollten erst eine gewisse Übungszeit einhalten, etwa 2 Wochen, bis Sie diese Technik beherrschen, bevor Sie die Methode gezielt einsetzen, um abends im Bett abzuschalten.

Sie können das Ruhebild auch zu einer so genannten Fantasiereise ausgestalten. Ausgehend von einer angenehmen Ruhesituation, z. B. im Strandkorb im Urlaub sitzen, können Sie daraus einen Strandspaziergang entwickeln.

3.5 Regeln für einen gesunden Schlaf

Die Regeln für einen gesunden Schlaf, auch „Schlafhygiene" genannt, sind in Kasten 4 dargestellt.

Kasten 4: Regeln für einen gesunden Schlaf

- Nach dem Mittagessen keine koffeinhaltigen Getränke (Kaffee, Schwarztee, Cola) mehr trinken
- Alkohol weitgehend vermeiden und keinesfalls als Schlafmittel einsetzen
- Verzicht auf Appetitzügler
- Keine schweren Mahlzeiten am Abend
- Regelmäßige körperliche Aktivität
- Allmähliche Verringerung geistiger und körperlicher Anstrengung – vor dem Zubettgehen
- Ein persönliches Einschlafritual einführen
- Im Schlafzimmer für eine angenehme Atmosphäre sorgen
- In der Nacht nicht auf den Wecker oder die Armbanduhr schauen

Für Menschen mit Schlafstörungen ist es wichtig zu beherzigen, dass nach dem Mittagessen keine koffeinhaltigen Getränke, weder Kaffee noch Cola, konsumiert werden sollen. Koffein wirkt stimulierend und schlafstörend, deswegen sollte darauf bei gestörtem Schlaf am besten sogar ganz verzichtet werden.

Ebenso wichtig ist es, auf den Alkohol zu verzichten. Wie schon an früheren Stellen in diesem Buch aufgeführt, ist Alkohol keineswegs ein geeignetes Schlafmittel, sondern eher ein „Schlafstörer". Dass Alkohol den Schlaf stört, gilt auch für den in unserer Gesellschaft üblichen Gebrauch von Alkohol und trifft nicht nur auf Alkoholabhängige zu. Im Schlaftagebuch werden Sie auch gebeten, Ihren Alkoholkonsum zu protokollieren. Versuchen Sie für 2 Wochen auf Alkohol zu verzichten und führen Sie das Schlaftagebuch weiter. Sollte der Alkoholkonsum an Ihrer Schlafstörung schuld sein, werden Sie sehen, dass sich nach einigen Tagen die Schlafstörungen, insbesondere die Probleme mit dem Durchschlafen, bessern.

Appetitzügler können unter Umständen synthetische Substanzen enthalten, die stimulierend wirken und damit den Schlaf stören. Sollten Sie entsprechende Medikamente einnehmen, besprechen Sie dies mit Ihrem Arzt und lassen Sie sich von ihm darüber aufklären, ob die in der von Ihnen eingenommenen Substanz enthaltene Wirkstoffe stimulierend wirken und damit Ihren Schlaf stören.

Verzichten Sie abends auf schwere Mahlzeiten! Große Mahlzeiten am Abend nehmen die Magen-Darm-Tätigkeit in Anspruch und können auf diesem Weg den Schlaf stören. Essen Sie abends eher leicht!

Regelmäßige körperliche Aktivität ist generell zu empfehlen. Dies bedeutet jedoch nicht, dass Sie vor dem Schlafengehen Hochleistungssport treiben sollen. Eine starke Beanspruchung des Körpers durch sportliche Tätigkeit wird eher das Gegenteil bewirken – Sie werden immer wacher werden. Hochleistungssport aktiviert den Körper und die Stresshormone (= Cortisol) und macht eher wach als müde! Eine Aktivität, die jedoch ausgeführt werden kann, ist z. B. ein Abendspaziergang oder eine kleine Radtour, ohne sich übermäßig zu beanspruchen. Sexuelle Aktivität ist keine Hochleistungsaktivität und wirkt eher schlaffördernd!

Wenn Sie gut ein- und durchschlafen wollen, verringern Sie Ihre geistige und körperliche Anstrengung vor dem Zubettgehen! Bis kurz vor dem Zubettgehen zu arbeiten oder zu lernen hält wach! Sie werden dann Schwierigkeiten bekommen abzuschalten und in den Schlaf zu gleiten. Planen Sie ein Intervall von mindestens 2 bis 3 Stunden zwischen dem Abschließen wichtiger geistiger und körperlicher Aktivitäten und dem Zubettgehen ein.

Ein Einschlafritual kann sehr nützlich sein, um den Übergang zwischen Wachen und Schlafen zu erleichtern. Für manche ist dies das berühmte Glas Milch mit Honig, für den anderen kann das das Ausführen des Hundes sein, oder etwa das Sehen einer bestimmten Fernsehsendung, etwa der Abendnachrichten.

Eine angenehme Atmosphäre im Schlafzimmer ist wichtig. Halten Sie die Temperatur im Schlafzimmer so, wie es Ihnen am liebsten ist. Das Schlafzimmer sollte weder zu kalt noch zu warm sein. Sollten Sie beengte Wohnverhältnisse haben, strukturieren Sie das Schlafzimmer oder Ihr Bett zumindest so, dass Sie z. B. vom Bett aus nicht auf den Arbeitsplatz (Schreibtisch) sehen. Das Schlafzimmer sollte so gestaltet sein, dass es dem Prozess der Entspannung und des Einschlafens zumindest nicht entgegenwirkt.

Ein wichtiger Ratschlag für schlafgestörte Menschen ist es, nachts nicht auf den Wecker oder die Armbanduhr zu sehen. Viele Menschen mit Schlafstörungen neigen dazu, sich mehr und mehr zu kontrollieren und zu versuchen zu messen, wieviel Schlaf sie bekommen. Dadurch entsteht jedoch ein Teufelskreis zwischen dem Registrieren, dass man nicht schläft, und der vermehrten Anstrengung, schlafen zu wollen, um am nächsten Tag wieder fit zu sein. Verbannen Sie jegliche Uhr aus dem Gesichtskreis in der Nacht, legen Sie die Armbanduhr in die Nachttischschublade! Sollten Sie Schwierigkeiten haben, diesen Therapievorschlag umzusetzen, so versuchen Sie es doch zumindest einmal 14 Tage. Was kann denn passieren?

Das nächtliche Auf-die-Uhr-Sehen ist in der Regel für schlafgestörte Menschen mit einer negativen Rückmeldung verbunden – durch das Sehen auf die Uhr wird registriert, wie spät es schon ist und man hat immer noch nicht geschlafen oder man ist schon wieder wach. Dies erzeugt erhöhte Wachheit und Anspannung – durch das Nicht-auf-die-Uhr-Sehen unterbinden Sie diesen negativen Rückkoppelungsprozess.

3.6 Stimuluskontrolle

Der amerikanische Psychologe Bootzin, der diese Technik zur Behandlung von Schlafstörungen entwickelt hat, hatte die Beobachtung gemacht, dass viele schlafgestörte Menschen im Bett andere Tätigkeiten ausführen, etwa lesen, fernsehen, essen oder auch sogar arbeiten. Zudem verbringen schlafgestörte Menschen mehr Zeit im Bett als gesunde Schläfer. Dahinter steckt der Trugschluss, dass man dadurch die Chance erhöhe, wieder etwas mehr Schlaf zu bekommen. Das Gegenteil ist jedoch der Fall: je früher Sie zu Bett gehen und um so länger Sie morgens liegen bleiben, um so niedriger wird der „Schlafdruck"! Deshalb bewirken verlängerte Zeiten im Bett meist eine Verschlechterung und *keine* Verbesserung des Schlafs!

Bootzin zog daraus den Schluss, dass im Laufe der Entwicklung der Schlafstörung bei diesen Menschen das Bett seine auslösende Qualität als Stimulus (= Reiz) für das Verhalten Schlaf verloren hat. Seiner Ansicht nach ist es nun wichtig, wieder die ursprüngliche Verbindung Bett = Schlaf herzustellen. Dazu ist es notwendig, das Bett ausschließlich zum Schlafen (Ausnahme: sexuelle Aktivitäten!) zu nutzen. D. h. alle anderen Tätigkeiten müssen aus dem Bett und dem Schlafzimmer verbannt werden, zudem sollen keine langen quälenden Wach- und Grübelzeiten im Bett verbracht werden.

Hierzu wird die Einhaltung folgender Regeln empfohlen:

- Gehen Sie nur bei ausgeprägter Müdigkeit zu Bett!
- Verwenden Sie das Bett nur zum Schlafen.
- Führen Sie keine Aktivitäten im Bett aus, wie fernsehen, lesen, essen oder Ähnliches, sondern benutzen Sie das Bett nur zum Schlafen (Ausnahme: sexuelle Aktivitäten).
- Keine langen Wachphasen im Bett. Wenn das Einschlafen längere Zeit nicht gelingt, bzw. wenn längere Wachphasen auftreten, in der Nacht das Bett verlassen und einer angenehmen Tätigkeit nachgehen, z. B. im Wohnzimmer Musik hören oder lesen. Erst bei Müdigkeit wieder ins Bett zurückgehen.
- Wenn nach Befolgen dieser Regel das Einschlafen immer noch nicht gelingt, diese Regel einmal oder mehrfach wiederholen.
- Stehen Sie morgens jeweils regelmäßig um die gleiche Zeit auf (Wecker stellen!), unabhängig von der Dauer des Nachtschlafs – dies gilt auch am Wochenende!
- Halten Sie keine Nickerchen am Tag, wie Mittagsschlaf oder Schlaf abends vor dem Fernseher!

Diese Technik hat sich bei strikter Befolgung als sehr effektiv erwiesen. Allerdings muss angemerkt werden, dass es vielen Menschen schwer fällt, sich exakt an diese Regeln zu halten. Dies gilt insbesondere für ältere Betroffene mit dem Symptom Schlafstörung, die es sich gar nicht vorstellen können, nachts aufzustehen. Hierfür gibt es eine etwas abgemilderte Form der Schlaf-Wach-Rhythmusstrukturierung (siehe weiter unten).

3.7   Schlafrestriktion

Diese Methode verfolgt letztendlich dasselbe Prinzip wie die Methode der Stimuluskontrolle, allerdings mit einer noch ausgeprägteren Beschränkung der nächtlichen Bettzeit, um den abendlichen Schlafdruck zu erhöhen. Hier wird die Bettzeit auf die Zeit beschränkt, die der schlaflose Mensch glaubt noch schlafen zu können. Aus dem Schlaftagebuch kann man z. B. ersehen, dass ein Betroffener in den letzten 2 Wochen pro Nacht nicht mehr als 5 Stunden Schlaf bekommen hat. Mit der Regel der Schlafrestriktion wird die Bettzeit dann für eine Woche auf 5 Stunden beschränkt, d. h. etwa von 2.00 Uhr nachts bis 7.00 Uhr morgens festgelegt. Von dieser Methode kann man erwarten, dass innerhalb kurzer Zeit wieder schnell ein- und durchgeschlafen wird. Allerdings ist diese Methode sehr anstrengend und kommt in der Regel nur für jüngere Patienten in Frage. Während der Therapie wird dann regelmäßig das Schlaftagebuch weitergeführt und die Bettzeit kann dann wieder verlängert werden, wenn der Effekt zufriedenstellend ist. Das bedeutet, dass die Schlafeffizienz über 85 % bleibt. 85 % Schlafeffizienz bedeutet, dass der Quotient aus subjektiv geschlafener zur im Bett verbrachten Zeit mehr als 85 % beträgt. Dann kann die Schlafzeit wieder um eine halbe Stunde ausgedehnt werden. In der Regel wird man sich bei einer Bettzeit von 6 1/2 bis 7 1/2 Stunden einpendeln.

3.8 Schlaf-Wach-Rhythmusstrukturierung

Stimuluskontrolle und Schlafrestriktion sind zwar sehr wirksame Techniken, haben aber den Nachteil, dass mehr als die Hälfte aller Betroffenen sich nicht auf diese Techniken einlassen können, weil sie zu anstrengend sind oder sie große Angst davor haben, dann überhaupt keinen Schlaf mehr zu finden. Aus diesem Grund haben wir eine etwas abgeschwächtere Form der Schlaf-Wach-Rhythmusstrukturierung entwickelt, die für die meisten Patienten gut anwendbar ist (siehe Kasten 5).

Kasten 5: Regeln zur Schlaf-Wach-Rhythmus-Strukturierung

- Nur bei ausgeprägter Müdigkeit zu Bett gehen.
- Morgens regelmäßig um die gleiche Zeit aufstehen (Wecker stellen), unabhängig von der Dauer des Nachtschlafs. Diese Regel gilt auch für das Wochenende.
- Keine Nickerchen am Tag wie Mittagsschlaf oder abends vor dem Fernseher.
- Bei langen Bettzeiten und geringer Schlafdauer die Bettzeit insgesamt verkürzen (später zu Bett, früher aufstehen).

Die meisten schlafgestörten Menschen gehen früh ins Bett mit der Erwartung, damit die Chance zu erhöhen, überhaupt etwas Schlaf zu finden. Dies führt allerdings eher zu einer Schwächung des Schlaf-Wach-Rhythmus als zu einer Stärkung. In der Regel wird man sich in vielen Fällen zu Beginn der Behandlung in der Therapie auf eine Bettzeit von 6 bis 7 Stunden einigen. Das führt zu einer Stärkung des abendlichen Schlafdrucks und zu schnellerem Ein- und Durchschlafen.

Stehen Sie unter der Woche jeweils zur selben Zeit auf, schlafen Sie am Wochenende nicht viel länger, maximal eine halbe Stunde mehr! Bei vielen schlafgestörten Menschen hat man die Beobachtung gemacht, dass versucht wird, am Wochenende Schlaf nachzuholen, d. h. man bleibt am Morgen länger liegen und schläft dann auch tatsächlich zum Teil 1 bis 2 Stunden länger. Dies kann besonders am Sonntag fatal sein, wenn ein Betroffener, der sonst um 7.00 Uhr aufsteht, bis 9.30 Uhr im Bett liegen bleibt und diese Zeit auch schläft. Oft wird dann noch ein Nachmittagsschlaf gehalten und abends wird versucht, besonders früh ins Bett zu gehen, um ja am nächsten Tag fit zu sein. Allerdings ist dann nicht genügend Schlafdruck vorhanden, um einschlafen zu können. Unter dem besonderen Druck, für den ersten Arbeitstag der Woche wieder fit zu sein, führt dies zu erhöhter psychischer Anspannung, die wiederum dem Einschlafen entgegensteht.

Gegen „Nickerchen" am Tag, wie etwa einen Mittagsschlaf, ist an sich überhaupt nichts einzuwenden, denn das kommt ja unserer natürlichen mittäglichen Schlaftendenz entgegen. Bei schlafgestörten Menschen sollte zumindest zu Beginn der Therapie jedoch auf den Mittagschlaf oder auch auf den Schlaf abends vor dem Fernseher verzichtet werden. Wenn Sie mittags schlafen oder abends vor dem Fernseher, so schwächt dies den Schlafdruck. Es ist kein Wunder, dass Sie dann erst recht nicht einschlafen können.

Generell muss also die Regel gelten, dass die Bettzeit eher verkürzt werden soll – das Ausdehnen der Bettzeit bewirkt eher eine Schwächung eines stabilen Schlaf-Wach-Rhythmus und führt dazu, dass man sich als noch hilfloser und schlafgestörter erlebt, als man es eigentlich schon ist. Die Kürzung der Bettzeit führt zu einer Stärkung des Schlafdrucks beim Zubettgehen und damit zu einem schnelleren und besseren Ein- und Durchschlafen.

3.9 Kognitive Techniken

Wir wissen, dass bei vielen Menschen mit Schlafstörungen schlafbehindernde Gedanken zu den stärksten aufrechterhaltenden Faktoren einer Insomnie gehören. Im Verlauf der Chronifizierung haben viele Patienten zunehmend Angst vor der Schlaflosigkeit entwickelt und schon in den späten Nachmittagsstunden oder in den Abendstunden beschleicht die Betroffenen die Angst, wieder nicht schlafen zu können. Während des Versuchs einzuschlafen beobachten sich die Betroffenen selbst und registrieren so deutlich, dass sie nicht schlafen können. Dadurch geraten sie in einen Teufelskreis aus Anspannung und weiteren verstärkten Versuchen einzuschlafen, was wiederum die Anspannung weiter steigert.

Im Rahmen der sogenannten kognitiv-verhaltenstherapeutischen Techniken kann man versuchen, diese schlafbehindernden Gedanken anzugehen und zu bekämpfen.

> Dabei gibt es Techniken, die darauf abzielen, realistische akute Probleme nicht in den Schlaf mit hineinzunehmen (präventive Techniken) sowie ablenkende Techniken (die besonders beim Nicht-Einschlafen-Können einzusetzen sind) sowie Techniken des kognitiven Umstrukturierens, mit denen versucht werden soll, negative, auf den Schlaf bezogene Gedanken in eine andere Richtung zu lenken.

Sollten Sie zu den Menschen gehören, die tagsüber sehr beschäftigt sind und denen dann aktuelle Probleme nachts im Kopf umhergehen, könnten die Techniken des „Gedankenstuhls" und des systematischen Problemlösens sehr gut für Sie geeignet sein. Ziel dieser Therapieschritte ist es, das Bett nicht mehr zum Grübeln zu nutzen. Akute Probleme oder aktuelle Entscheidungen sollten nicht im Bett „gewälzt" werden. Sie sollten sich deshalb für anstehende Entscheidungen oder aktuelle Probleme tagsüber die Zeit nehmen. Es nutzt nichts, unangenehme Entscheidungen oder Erfahrungen oder Überlegungen tagsüber zu verdrängen und sich davon in der Nacht „überfallen" zu lassen. Am besten eignet sich hierfür, wenn Sie mindestens 2 bis 3 Stunden vor dem Schlafengehen einen bestimmten Ort in der Wohnung bestimmen, an dem Sie sich mit diesen Problemen auseinandersetzen. Wir nennen dies dann einen Gedanken- oder Grübelstuhl. Machen Sie sich Notizen, welche Probleme am Tag entstanden sind bzw.

am nächsten Tag anstehen. Versuchen Sie Lösungsmöglichkeiten aufzuschreiben.

Nutzen Sie die Technik des systematischen Problemlösens:

- Beschreiben Sie das Problem.
- Legen Sie lang- und kurzfristige Ziele fest.
- „Brain storming" – welche möglichen Lösungen gibt es?
- Bewerten Sie die gefundenen Lösungsmöglichkeiten nach ihrer Realisierbarkeit und ihren Konsequenzen.
- Entscheiden Sie sich für eine realisierbare, im Hinblick auf die angestrebten Ziele sinnvollste Lösung.
- Stellen Sie konkrete Handlungsstrategien und -schritte zur Durchführung der Lösung auf.
- Legen Sie einen Handlungsplan fest.
- Bewerten Sie das Ergebnis.

Mit Hilfe dieser Techniken gelingt es oft sehr gut, anstehende realistische Probleme überschaubar zu machen und in den Griff zu bekommen.

Viele Patienten grübeln jedoch nicht über aktuelle/akute oder realistische Probleme nach, sondern haben, wenn sie im Bett liegen, ganz alltägliche Gedanken, die ihnen im Kopf umherwandern und die sie nicht abstellen können. Hier empfehlen sich Techniken zur Reduktion nächtlicher Grübeleien, wie z. B. die Methode des Gedankenstopp. Das ist eine Technik, die auch bei Menschen eingesetzt wird, die zwanghaft von bestimmten Gedanken verfolgt werden und die sie nicht abschalten können. Es geht hierbei um die Unterbrechung von Grübelkreisläufen. Sie sollten sich dabei eine Stoppschild vorstellen, wenn immer wiederkehrende Grübeleien auftreten und dabei eventuell auch leise „Stopp" sagen. Versuchen Sie dann, eine angenehme Vorstellung dagegen zu setzen. Stellen Sie sich vor, die unangenehmen Gedanken in einen Schrank zu sperren und somit unschädlich zu machen. Üben Sie diese Methode erst während des Wachseins und dann im Bett beim Nicht-Einschlafen-Können.

Für viele Menschen mit Schlafstörungen ist die Schlafstörung selbst zum Hauptzentrum nächtlicher Grübeleien geworden. Mögliche negative Gedanken, die von schlafgestörten Menschen gehegt werden, sind in der Tabelle 4 dargestellt.

Tabelle 4: Negative schlafbezogene Gedanken und Erwartungen und konstruktive Alternativen

Negative Gedanken und Erwartungen

„Acht Stunden Schlaf braucht der Mensch."

„Wenn ich nicht genug oder ausreichend tief schlafe, bin ich morgen nicht leistungsfähig."

„Jetzt muss ich aber doch endlich einschlafen, andere haben doch auch keine Probleme mit dem Schlaf, das kann einen ja richtig wütend machen ..."

„Jetzt liege ich schon eine Stunde hier wach herum: Das wird wohl eine miserable Nacht werden."

Die Schlaflosigkeit macht mich noch verrückt, ich weiß nicht mehr, was ich noch tun soll."

Konstruktive Alternative

„Die Spannbreite der benötigten Schlafdauer ist individuell sehr unterschiedlich. Zudem gibt es bei jedem auch individuelle Schwankungen, auch gute Schläfer haben schlechte Nächte."

„Meine Leistungsfähigkeit ist nicht nur vom Schlaf, sondern auch von anderen Faktoren abhängig, es war schon öfter so, dass ich auch nach einer schlechten Nacht einiges geleistet habe."

„Sich über die Schlaflosigkeit zu ärgern, macht es auch nicht besser, der Ärger ist im Grunde noch stressiger als eine Nacht mit weniger Schlaf."

„Ich bleibe jetzt ruhig liegen, entspanne mich und genieße die Nacht. Der Schlaf wird schon kommen."

„Es gibt gute und schlechte Nächte, jetzt warte ich mal ab, entspanne mich und denke an mein Ruhebild. Auch eine schlechte Nacht ist keine Katastrophe."

Viele dieser Befürchtungen sind wissenschaftlich nicht haltbar bzw. beruhen auf Volksmythen oder Irrmeinungen. Dazu gehören Aussagen wie „Acht Stunden Schlaf braucht der Mensch", „Der Schlaf vor Mitternacht ist der gesündeste". Wie weiter vorne im Kapitel über den gesunden Schlaf ausgeführt, variiert die Schlafdauer auch bei gesunden Menschen von 5 bis 10 Stunden, der Mittelwert in unserer Gesellschaft in Deutschland liegt bei etwa 7 1/2 Stunden. Weniger als 7 1/2 Stunden zu schlafen ist an sich keine Krankheit.

Mit dem Schlaftagebuch und dem Tagesprotokoll können Sie einen Einblick gewinnen, ob wirklich jeweils schlechte Nächte mit schlechten Tagen und gute Nächte mit guten Tagen gekoppelt sind. Dies ist vielleicht nach Ihrem Eindruck der Fall, bei genauer Protokollierung werden Sie jedoch sehen, dass die Zusammenhänge nicht so eng sind, wie Sie vermuten. Zudem kann das Konzept, dass schlechter Schlaf zu schlechter Tagesbefindlichkeit führt, auch im Sinne einer sich selbst erfüllenden Prophezeiung zu entsprechenden Erlebnissen führen.

In der Tabelle 4 sind auch Beispiele für konstruktive Alternativen zu negativen schlafbezogenen Gedanken genannt. Versuchen Sie nachts, wenn Sie wieder von den typischen schlafbezogenen negativen Gedanken überfallen werden, entsprechende Alternativen dagegen zu setzen. Versuchen Sie vor allen Dingen, nicht sofort in sich selbst erfüllende Prophezeiungen zu verfallen, wie etwa „Jetzt liege ich schon eine Stunde hier wach – das wird wohl wieder eine miserable Nacht werden!". Warum nicht die alternative Denkart entwickeln „Ich bleibe jetzt ruhig liegen, entspanne mich und genieße die Nacht. Der Schlaf wird schon kommen."

Auch diese Methoden müssen geübt werden und bedürfen oft der Anleitung durch einen entsprechend ausgebildeten Psychotherapeuten.

An dieser Stelle muss abschließend noch eine wichtige Erkenntnis der modernen Schlafforschung erwähnt werden. Inzwischen wurden Tausende von Patienten mit einer Insomnie und gesunde Probanden im Schlaflabor untersucht. Dabei hat sich gezeigt, dass die Schlafgestörten am Morgen im Fragebogen angeben, massiv schlechter als die Gesunden zu schlafen – die Schlafdauer wird als um ca. 2 Stunden verkürzt wahrgenommen, die Einschlafzeit liegt oft über 60 Minuten. Die Analyse der sogenannten „objektiven" Daten, d. h. der physiologischen Messungen, kann diese massiven Unterschiede jedoch meist nicht belegen: dort zeigt sich bei Schlafgestörten nur eine Verkürzung der Schlafdauer um 30 bis 60 Minuten und Einschlafzeiten in einem Bereich von ca. 30 Minuten.

> Anscheinend kommt es bei chronisch schlafgestörten Menschen in vielen Fällen zu einer veränderten, negativ verzerrten Wahrnehmung des eigenen Schlafs. Möglicherweise liegt das daran, dass bei chronischen Schlafstörungen Gedanken und Grübeleien sozusagen „im Schlaf" fortgeführt werden, d. h. es kommt, obwohl die Gehirnströme Schlaf signalisieren, nicht zum Bewusstseinsverlust, der ab einer gewissen Schlaftiefe normalerweise während unseres Schlummers eintritt.

3.10 Der Umgang mit Schlafmitteln

Zuerst sollen an dieser Stelle die verschiedenen, zur Therapie von Schlafstörungen eingesetzten Medikamente vorgestellt werden, bevor eine kritische Bewertung erfolgt. Die Tabelle 5 gibt einen Überblick über alle zur Zeit auf dem Markt verfügbaren Substanzen.

Tabelle 5: Hypnotika: Substanzgruppen

Substanzgruppen	Wirkstoffe und Handelsnamen
Benzodiazepine	Lormetazepam (Noctamid®), Flurazepam (Dalmadorm®), Triazolam (Halcion®) etc.
Benzodiazepin-Rezeptor-Agonisten	Zopiclon (Ximovan®), Zolpidem (Stilnox®), Zaleplon (Sonata®)
Antidepressiva	Trimipramin (Stangyl®), Doxepin (Aponal®), Amitriptylin (Saroten®), Mirtazapin (Remergil®) Trazodon (Thombran®)
Neuroleptika	Melperon (Eunerpan®), Pipamperon (Dipiperon®) Levomepromazin (Neurocil®), Promethazin (Atosil®)
Antihistaminika	Diphenhydramin (Benadryl®), Doxylamin (Hoggar N®) etc.

Alkoholderivate	Chloralhydrat (Chloraldurat®)
Pflanzliche	Baldrian, Hopfen, Melisse etc.
Endogene ("Natürliche")	Melatonin, L-Tryptophan (Ardeytropin®)

Auch heutzutage noch sind die am meisten eingesetzten Psychopharmaka zur Behandlung von Schlafstörungen die sogenannten Benzodiazepine (= Valiumabkömmlinge). Abbildung 11 zeigt die Wirkung von Benzodiazepinen bei Schlafgestörten.

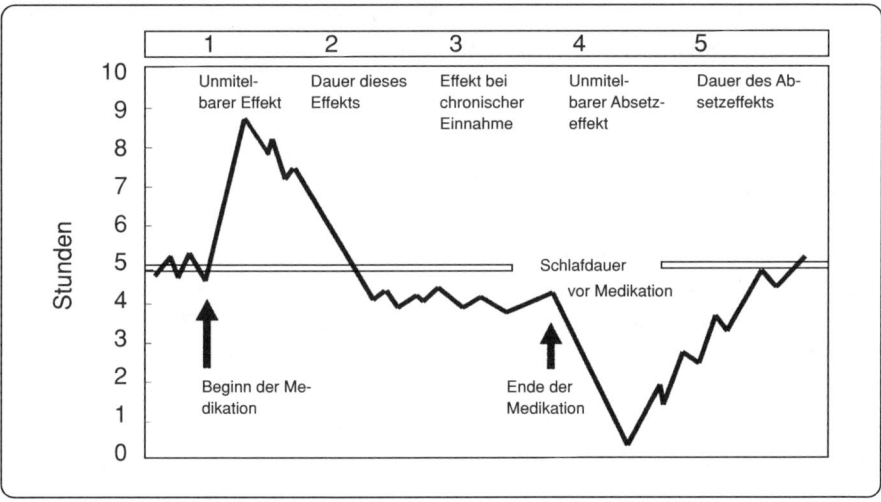

Abbildung 11: Effekt von Benzodiazepinen auf die Schlafdauer bei Patienten mit Insomnie (nach Hauri, 1982).

Auf der horizontalen Achse ist die Schlafdauer dargestellt. Ein schlafgestörter Mensch hat z.B. den Eindruck, nur noch 5 Stunden Schlaf zu bekommen. Bei Einnahme eines Benzodiazepins kommt es meist zu einem unmittelbaren Effekt auf die Schlafdauer, d. h. der Schlaf wird als deutlich länger empfunden – bei einem Präparat mit langer Halbwertszeit kann dann sogar der Eindruck entstehen, dass die Schlafdauer wieder im normalen Bereich von 8 Stunden oder sogar darüber liegt. Allerdings haben die Benzodiazepine einen Effekt, den man als Toleranzentwicklung bezeichnet:

d. h., nach einiger Zeit der Einnahme (manchmal schon nach wenigen Tagen) lässt der schlafinduzierende Effekt nach. Das Medikament verliert an Wirkung, weil sich das Gehirn und der Körper an die Medikamentenwirkung angepasst haben. Es werden nun höhere Dosen benötigt, um wieder denselben Effekt auf die Schlafdauer zu erzielen. Dies kann den Weg in eine Missbrauchs- oder Abhängigkeitssituation eröffnen. Aus Untersuchungen an chronisch schlafgestörten Menschen wissen wir, dass die meisten Benzodiazepine nach 4 Wochen Einnahme in ihren Effekten deutlich nachlassen. Bei chronisch Schlafgestörten, die Benzodiazepine über Jahre einnehmen, ist es sogar häufig so, dass die Schlafdauer sogar kürzer ist als vor Beginn der Behandlung. Man fragt sich dann allerdings, warum die Patienten, obwohl das Medikament nicht mehr wirkt, die Medikamente noch einnehmen. Dies gründet sich in dem Effekt der sogenannten Absetzinsomnie, wie er unter Punkt 4. und 5. in der Abbildung dargestellt ist. Viele chronisch schlafgestörte Patienten, die Benzodiazepine einnehmen, haben schon öfter versucht, die Medikamente abzusetzen. Tun sie dies abrupt, so erleben sie häufig eine noch stärker gestörte Schlafqualität mit dem Gefühl von zum Teil kompletter Schlaflosigkeit. Dies bewirkt, dass sie die Medikamente schnell wieder einnehmen, weil sie das Gefühl haben, ohne Medikamente überhaupt nicht mehr schlafen zu können. Ursache dieses Phänomens ist ein pharmakologischer Effekt, der auf Anpassungs- und Gewöhnungseffekte des Gehirns an die Benzodiazepine zurückzuführen ist. Die Absetz-Schlaflosigkeit ist ein vorübergehender Effekt, wie wir inzwischen aus wissenschaftlichen Untersuchungen wissen. Nach einigen Tagen bzw. nach 1 bis 2 Wochen pendelt sich die Schlafdauer wieder zumindest auf das Niveau vor Beginn der Medikation ein. Viele Patienten stehen diese Phase jedoch nicht durch, sondern greifen wieder zum Medikament, da sie verzweifelt über die verstärkt auftretende Schlaflosigkeit sind. Aus diesem Grund empfiehlt es sich, Benzodiazepin-Schlafmittel in der Regel nicht abrupt abzusetzen, sondern dies langsam zu tun. Die Dosis kann etwa wöchentlich halbiert oder auch geviertelt werden – so ist es einfacher und verträglicher, die Medikation abzusetzen. Bei den Benzodiazepinen bietet es sich an, diese in sogenannte Diazepam (= Valium)-Äquivalente umzurechnen – dann kann anstatt des ursprünglichen Präparates Diazepam (= Valium) in Tropfen gegeben werden. Die Tropfen können dann langsam wochen- und schrittweise reduziert werden. Bei langjähriger Einnahme empfiehlt es sich, den Prozess des Absetzens nicht nur über 1 bis 2 Wochen durchzuführen, sondern bis zu mehreren Monaten langsam abzusetzen, um so gravierende Entzugserscheinungen zu vermeiden.

Setzen Sie Benzodiazepine, wenn Sie diese einige Wochen oder auch Monate eingenommen haben oder auch Jahre, nie abrupt ab – besprechen Sie das Absetzen mit Ihrem Arzt. Beim abrupten Absetzen kann es zu gravierenden Nebenwirkungen, wie etwa Entzugsanfällen, d. h. epileptischen Anfällen, kommen, die unter Umständen mit erheblichen Komplikationen verbunden sein können. Bei älteren Menschen kann das plötzliche Absetzen von Benzodiazepinen Zustände von Verwirrtheit hervorrufen. Insofern empfiehlt es sich, das Absetzen genau mit Ihrem Arzt abzustimmen. Bei der Einnahme hoher Dosen kann es unter Umständen unumgänglich sein, zum Medikamentenentzug einen stationären Aufenthalt in einer Fachklinik durchzuführen, da das Absetzen unter ambulanten Bedingungen zu gefährlich wäre.

Die Benzodiazepine haben sich seit den 60er Jahren eine Spitzenposition in der Behandlung von Ein- und Durchschlafstörungen erobert. Sie verdrängten damals die Barbiturate, die mit dem Problem von zum Teil unbeabsichtigten Vergiftungen mit Todesfolge verknüpft waren. Anfänglich ging man sogar davon aus, dass Benzodiazepine nicht abhängig machen können. Man hat von dieser Meinung inzwischen deutlich abrücken müssen. In Deutschland sind zur Zeit eine Vielzahl von Benzodiazepinen zur Insomniebehandlung auf dem Markt, die man nach der Halbwertszeit unterscheidet. Die Halbwertszeit bezeichnet die Abbaugeschwindigkeit einer Substanz im Körper. Es gibt Substanzen mit kurzer Halbwertszeit (< 4 Stunden), mittellanger Halbwertszeit (4 bis 8 Stunden) und langer Halbwertszeit (> 8 Stunden). Für all diese Präparate gilt, dass ein Risiko von Gewöhnung und Abhängigkeit besteht. Am Anfang der Einnahme führen diese Substanzen zu einer Verminderung der Einschlafzeit und nächtlicher Wachzeiten, sie bewirken jedoch auch eine leichte Unterdrückung des REM-Schlafs und eine Abnahme der langsamwelligen Aktivität des Tiefschlafs. Die Präparate können zudem Nebenwirkungen haben, wie etwa eine weitere Störung der Atmung bei Patienten, die an einem Schlaf-Apnoe-Syndrom leiden. Benzodiazepine sollten in der Regel nur für eine kurze und begrenzte Dauer (nicht mehr als 3 Wochen) ununterbrochen eingenommen werden. Darüber hinaus ist davon auszugehen, dass sie die Wirksamkeit verlieren. Bei Präparaten mit langer Halbwertszeit besteht zudem das Risiko eines Überhangeffekts am Morgen mit Beeinträchtigung der Fahr- und Arbeitstüchtigkeit.

Aus den Benzodiazepinen wurden neue, sogenannte Benzodiazepin-Rezeptor-Agonisten entwickelt, wie etwa das Zopiclon (Ximovan®), das Zolpidem (Stilnox®) sowie das Zaleplon (Sonata®). Diese Präparate sind im Hinblick auf das Nebenwirkungsprofil etwas günstiger, d. h. Abhängigkeits- und Absetzrisiken sind deutlich reduziert. Auch diese Medikamente sollten jedoch nicht länger als 3 Wochen ununterbrochen genommen werden.

Es gibt eine Vielzahl von Alternativen von Medikamenten zur Behandlung von Schlafstörungen, wie etwa dämpfende Antidepressiva, wobei hierzu z. B. das Trimipramin (Stangyl®), das Doxepin (Aponal®) sowie das Trazodon (Thombran®) gehören. Diese Medikamente bergen in der Regel zwar kein Abhängigkeitsrisiko, wohl aber Nebenwirkungen, die beachtet werden müssen. Es kann zu EKG-Veränderungen und Leberwert- sowie Blutbildveränderungen kommen, so dass diese Parameter während einer Behandlung kontrolliert werden müssen. Auch für diese Präparate ist wissenschaftlich eine Wirksamkeit über 4 Wochen hinaus bisher nicht gesichert. Die klinische Erfahrung spricht allerdings dafür, dass diese Medikamente bei Patienten mit chronischen Insomnien in sehr viel niedrigerer Dosierung als in der Depressionsbehandlung eingesetzt werden können. Eine Nebenwirkung, die jedoch oft gerade für Frauen die Behandlung mit diesen Medikamenten unattraktiv macht, ist eine dadurch herbeigeführte Gewichtszunahme.

Neuroleptika sind starke Psychopharmaka, die in der Regel bei Psychosen und Halluzinationen eingesetzt werden. Bei reinen Insomnien sollten sie gar nicht zum Einsatz kommen. Die Hauptindikation sind Schlafstörungen bei älteren verwirrten und dementen Patienten.

Pflanzliche Präparate und sogenannte Antihistaminika (Antiallergika) sind frei erhältlich und werden von Patienten oft in Eigenregie eingenommen. Der wissenschaftliche Nachweis für die Effektivität von Antihistaminika ist gering, es entwickelt sich sehr schnell eine Toleranz, d. h. die Präparate wirken nicht über 2 bis 3 Tage hinaus. Auch für pflanzliche Präparate ist der wissenschaftliche Nachweis bisher nicht überzeugend erbracht. Für Baldrian-Präparate besteht eine gewisse leichte Überlegenheit im Vergleich zu Placebo, d. h. Medikamenten ohne Wirkstoff. Aber auch für sie gilt, dass viele Patienten keinen großen Nutzen erleben.

Das Chloraldurat ist ein Alkoholderivat und ein seit langem bekanntes Schlafmittel. Es wird zwischenzeitlich immer noch verschrieben und eingesetzt, wobei für dieses Präparat gilt, dass es bereits nach mehreren Tagen seine Wirksamkeit verliert. Es besteht bei diesem Präparat leicht die Möglichkeit der Überdosierung mit Vergiftungserscheinungen, wenn zu viele Tabletten eingenommen werden.

Intensiv beforscht wird die Frage nach den natürlichen Schlafsubstanzen. Hier werden als Kandidaten das L-Tryptophan und das Melatonin genannt, wobei das Melatonin in Deutschland nicht im Handel erhältlich ist. Für das L-Tryptophan gilt, dass eine mässige Wirksamkeit belegt ist, ebenso aber auch ein Wirkverlust nach mehrwöchiger Einnahme. Für das Melatonin konnte eine Wirksamkeit bei Schlaf-Wach-Rhythmusstörungen, besonders beim Jet-lag belegt werden. Bei der Insomnie mit chronischer psychophysiologischer Anspannung konnte ein Effekt bisher nicht nachgewiesen werden.

Wie ist generell der Umgang mit Schlafmitteln bzw. schlafinduzierenden Substanzen zu werten?

Selbstverständlich ist nichts dagegen einzuwenden, wenn z. B. in einer krisenhaften Situation, etwa beim Tod eines Angehörigen oder bei einer bevorstehenden bedrohlichen Operation für einen kurzen Zeitraum von einigen Tagen ein Schlafmittel eingenommen wird, um diese belastende Situation zu überbrücken und nicht noch durch gestörten und beeinträchtigten Schlaf weiter zu verschärfen.

Wichtig ist es jedoch, dass Sie, falls Sie Schlafmittel verordnet bekommen, Ihren Arzt genau nach der Wirkweise befragen. Wie steht es um die Möglichkeit einer Gewöhnung, einer Abhängigkeit oder das Phänomen der Absetz-Insomnie? Um so besser Sie darauf vorbereitet sind, um so eher werden Sie entsprechende Maßnahmen treffen können, um von den Medikamenten wieder los zu kommen. Die klassischen Schlafmittel wie die Benzodiazepine und die sogenannten Benzodiazepin-Rezeptor-Agonisten sollten in der Regel nicht länger als 3 Wochen kontinuierlich eingenommen werden.

Diese Empfehlung steht jedoch in krassem Gegensatz zu dem, was in der klinischen Praxis häufig passiert, nämlich dass Patienten mit chronischen

Insomnien diese Präparate über Monate oder Jahre einnehmen. Gleiches gilt natürlich auf für Antidepressiva in niedriger Dosierung, die viele Insomnie-Patienten über lange Zeiträume einnehmen, da sie ohne Medikation das Gefühl haben, keinen Schlaf mehr finden zu können. In der Regel ist es am sinnvollsten, wenn bei Auftreten einer Schlafstörung sofort schlafhygienische Maßnahmen beachtet sowie verhaltenstherapeutische Strategien zur Bekämpfung der Schlafstörung eingesetzt werden. Tritt keine Besserung oder keine zufriedenstellende Besserung der Beschwerden ein, stellt sich die Frage nach einer medikamentösen Behandlung. Verhaltenstherapeutische Maßnahmen können mit Medikamenten kombiniert werden. Allerdings nehmen wir an, dass bei einer Medikation die Motivation zur Durchführung anstrengender verhaltenstherapeutischer Maßnahmen abnimmt, da die Medikation relativ mühelos zum Erfolg führen kann, was es dann einem Patienten eventuell nicht mehr einsichtig erscheinen lässt, sein Verhalten zu verändern.

Sollte man Schlafmittel oder schlafinduzierende Substanzen regelmäßig oder nur bei Bedarf einsetzen?

Viele schlafgestörte Patienten versuchen jeden Abend ohne Medikation auszukommen – dies dann mit dem Effekt, dass doch nach einer Zeit des Nicht-Einschlafen-Könnens vielleicht um 1.00 oder 2.00 Uhr nachts ein Schlafmittel genommen wird. Dies ist eine falsche Strategie! Handelt es sich z. B. um ein Medikament mit relativ langer Halbwertszeit wird dadurch der Effekt erzielt, dass man am Morgen noch einen „Medikamentenüberhang" erlebt. Zudem ist dann das negative Ereignis, das erwartet wurde, nämlich z. B. ein Einschlafproblem, schon eingetreten. Wenn Sie also Medikamente einnehmen, dann sollten Sie diese konsequent vor dem Schlafengehen einnehmen, um einen entsprechenden therapeutischen Effekt zu erzielen. Viele schlafgestörte Patienten verfahren so, dass sie 2 bis 3 Nächte ohne Schlafmittel aushalten und dann in der nächsten Nacht ein Schlafmittel einnehmen und dann einen positiven Effekt erleben. Aus lerntheoretischer Sicht ist dies möglicherweise geradezu eine Strategie, die die Einnahme von Schlafmitteln fördert. Wie wir aus der homöostatischen Regulation des Schlafdrucks wissen, ist es so, dass nach 2 bis 3 schlechten Nächten wahrscheinlich von Haus aus wieder eine gute Nacht auftritt. Wird ausgerechnet dann ein Schlafmittel genommen, wird fälschlicherweise dem

Schlafmittel dieser positive Effekt zugeschrieben, der wohl auch ohne Schlafmitteleinnahme aufgetreten wäre. In der Regel halten wir es für sinnvoller, wenn ein Schlafmittel konsequent für einen begrenzten Zeitraum (maximal 2 bis 3 Wochen) jede Nacht eingenommen und dann langsam wieder abgesetzt wird. Die gelegentliche Einnahme hat eher den Effekt, dass die Schlafmitteleinnahme länger als nötig fortgeführt wird. Von dieser Regel kann in Ausnahmen abgewichen werden, d. h. dann, wenn Betroffene wissen, dass sie an bestimmten Tagen anstrengende Ereignisse vor sich haben und dann gezielt abends vor dem Schlafengehen ein Schlafmittel eingenommen wird, um zu vermeiden, dass durch schlechten Nachtschlaf die Leistungsfähigkeit am nächsten Tag beeinträchtigt ist.

4   Zusammenfassung

Auf den vorhergehenden Seiten wurden die verschiedenen verhaltenstherapeutischen Methoden dargestellt, mit denen Sie selbst den gestörten Schlaf beeinflussen können. Bei leichten Formen von Schlafstörungen wird es wahrscheinlich möglich sein, dass Sie sich im Selbststudium diese Methoden aneignen, und damit effektiv gegen ihre Schlafstörungen angehen können. Bei schweren chronischen Schlafstörungen wird dies wahrscheinlich nicht ohne kompetente Hilfe durch einen psychologischen oder ärztlichen Psychotherapeuten möglich sein. Ebenso ist es bei chronischen Insomnien ratsam, sich einer ausführlichen medizinischen oder unter Umständen schlafmedizinischen Diagnostik zu unterziehen. Eine Untersuchung im Schlaflabor kann bei besonders hartnäckigen und schweren Fällen sinnvoll sein, wenn die verschiedensten medikamentösen und verhaltenstherapeutischen Maßnahmen erfolglos blieben. Durch die Polysomnographie, d. h. die Registrierung der verschiedensten Messgrößen des Gehirns und des vegetativen Nervensystems im Schlaf, kann es gelingen, eine Ursache Ihrer Schlafstörung zu identifizieren, die aus der alleinigen Untersuchung oder durch das Gespräch nicht herauszufinden ist. Lassen Sie sich von Ihrem Arzt oder Psychotherapeuten beraten, ob eine entsprechende Untersuchung sinnvoll ist.

Anhang

Literatur

Einführungen in die Thematik

Borbély, A. (1982). *Das Geheimnis des Schlafs*. Stuttgart: DVA.

Dement, W.C. & Vaughan, C. (2000). *Der Schlaf und unsere Gesundheit*. München: Limes Verlag.

Stiftung Warentest (2002). *Wenn der Schlaf gestört ist*. Berlin: Stiftung Warentest.

Volk, S. (2002). *Schlafstörungen*. Berlin: Springer.

Zulley, J. & Knab, B. (2000). *Unsere innere Uhr*. Freiburg: Herder.

Schlaf – Umfassende Werke

Berger, M., Riemann, D. & Steiger, A. (Hrsg.) (1992). *Handbuch des normalen und gestörten Schlafs*. Berlin: Springer.

Dressing, H. & Riemann, D. (1994). *Diagnostik und Therapie von Schlafstörungen*. Jena-Stuttgart: Gustav Fischer.

Steinberg, R., Weeß, H. G. & Landwehr, R. (2000). *Schlafmedizin – Grundlagen und Praxis*. Bremen: Unimed.

Insomnien

Hajak, G. & Rüther, E. (1995). *Insomnie*. Berlin: Springer.

Müller, T. & Paterok, B. (1999). *Schlaftraining*. Göttingen: Hogrefe.

Riemann, D. & Backhaus, J. (1996). *Behandlung von Schlafstörungen – ein psychologisches Gruppenprogramm*. Weinheim: Beltz PVU.

Restless legs

Trenkwalder, C. (1996). *Restless legs-Syndrom*. Berlin: Springer.

Hypersomnie (Apnoe/Narkolepsie)

Mayer, G. (2000). *Narkolepsie*. Berlin: Blackwell.

Meier-Ewert, K. (1989). *Tagesschläfrigkeit*. Weiheim: VCH, Edition Medizin.

Rasche, K. et al. (Hrsg.) (1999). *Schlafbezogene Atmungsstörungen in Klinik und Praxis*. Berlin: Blackwell.

Schlafstörungen bei Kindern

Douglas, J. & Richman, N. (1989). *Mein Kind will nicht schlafen*. Stuttgart: Gustav Fischer.

Träume

Jouvet, M. (1994). *Die Nachtseite des Bewußtseins – Warum wir träumen*. Hamburg: Rowohlt.

Krakow, B. & Neidhardt, J. (1995). *Alpträume erfolgreich behandeln*. Niedernhausen: Falken.

Schredl, M. (1999). *Die nächtliche Traumwelt – eine Einführung in die psychologische Traumforschung*. Stuttgart: Kohlhammer.

Strauch, E. & Meier, B. (1992). *Den Träumen auf der Spur*. Bern: Hans Huber.

Web-Adressen

Wissenschaftliche Fachgesellschaften

Webseite der Deutschen Gesellschaft für Schlafforschung und Schlafmedizin (DGSM)
http://www.dgsm.de

Die DGSM ging aus dem Arbeitskreis klinischer Schlafzentren hervor, der sich bereits 1987 konstituierte. Zur Zeit mehr als 1800 Mitglieder aus verschiedenen Bereichen der Medizin (Psychiatrie, Neurologie, Innere Medizin, HNO, Kieferchirurgie, Pädiatrie etc.), Naturwissenschaft und Psychologie. Die DGSM hält jährliche Fachtagungen ab. Entwicklung eines Programms zur Qualitätssicherung und zur Akkreditierung von schlafmedizinischen Zentren. Auf der Webseite finden sich alle Informationen über diese Gesellschaft und vieles mehr sowie Querverweise und weiterführende Links.

Selbsthilfegruppen in Deutschland

Bundesverband Schlaf-Apnoe BSD
http://www.bds-web.de oder
http://www.bundesverband-schlafapnoe-web.de

Deutsche Narkolepsie-Gesellschaft e. V. (Bundesverband)

http://www.dng-ev.de

Selbsthilfegruppe Fatigatio e.V.

http://www.fatigatio.de

Schlafmedizinische Zentren in Deutschland

Siehe http://www.dgsm.de

Literaturdienste/Informationsangebote

Sleep homepages
http://www.sleephomepages.org/

Kostenloser, von der Industrie gesponserter Literaturinformationsdienst, der z. B. die Möglichkeit bietet, sich zu bestimmten Keywords wöchentlich kostenlos einen Überblick über alle neu erschienenen Arbeiten geben zu lassen. Sehr empfehlenswert!

Arbeitsblätter

Arbeitsblatt: Schlafprotokoll

1

Herrn/Frau _____

Woche vom _____ bis _____

ABENDPROTOKOLL (vor dem Lichtlöschen)	Beispiel	MO	DI	MI	DO	FR	SA	SO
1. Wie ist Ihre Stimmung jetzt? (1: sehr gut … 6: sehr schlecht)	3							
2. Wie leicht/schwer fiel es Ihnen heute, Leistungen (Beruf, Freizeit, Haushalt) zu erbringen? (1: sehr leicht … 6: sehr schwer)	3							
3. Haben Sie heute tagsüber geschlafen? Falls ja, geben Sie an, wann und wie lange insgesamt:	14:00 30 Min							
4. Haben Sie in den letzten 4 Stunden Alkohol zu sich genommen? Falls ja, was und wieviel?	3 Glas: Wein							
5. Wie frisch/müde fühlen Sie sich jetzt? : (1: sehr frisch … 6: sehr müde)	3							
6. Wann sind Sie zu Bett gegangen?:	22:30							

Arbeitsblatt: Schlafprotokoll (Fortsetzung)

1

Herrn/Frau _____

Woche vom _____ bis _____

MORGENPROTOKOLL (nach dem Aufstehen)	Beispiel	MO	DI	MI	DO	FR	SA	SO
7. Wie frisch/müde fühlen Sie sich jetzt?: (1: sehr frisch … 6: sehr müde)	3							
8. Wie ist Ihre Stimmung jetzt? (1: sehr gut … 6: sehr schlecht)	3							
9. Wann haben Sie gestern das Licht ausgemacht?	23:00							
10. Wie lange hat es nach dem Licht löschen gedauert, bis Sie einschliefen? (Min)	40							
11. Waren Sie nachts wach? Wie oft? Wie lange insgesamt? (Min)	2x 30							
12. Wann sind Sie endgültig aufgewacht?	6:30							
13. Wie lange haben Sie insgesamt geschlafen? (Angabe in Stunden: Minuten)	6:40							
14. Wann sind Sie endgültig aufgestanden?	7:00							
15. Haben Sie seit gestern Abend Medikamente zum Schlafen genommen? (Präparat, Dosis, Uhrzeit)	½ Stilnox							

(Hauptsymptom: Ein- und Durchschlafstörungen)

1. Haben Sie Ein- oder Durchschlafstörungen oder frühzeitiges Erwachen, ohne wieder einschlafen zu können? Oder haben Sie das Gefühl, dass Ihr Schlaf nicht erholsam ist?

   ☐ Nie oder selten
   ☐ Manchmal
   ☐ Häufig (seit mind. 4 Wochen)

2. Wenn Sie nachts schlecht geschlafen haben, hat das Auswirkungen auf den Tag? Fühlen Sie sich müde oder können Sie sich z. B. weniger konzentrieren, haben weniger Energie oder fühlen sich schlechter?

   ☐ Nie oder selten
   ☐ Manchmal
   ☐ Häufig (seit mind. 4 Wochen)

Wenn Sie Frage 1 und 2 mit „häufig" beantwortet haben, beantworten Sie bitte folgende Fragen:

3. Arbeiten Sie in Schichten?

   ☐ Nein
   ☐ Ja   [→ Insomnie bei Schichtarbeit?]

4. Haben Sie ein Kribbeln, Ziehen, Stechen oder Unruhegefühl in den Beinen oder Armen, wenn Sie im Bett liegen und das Gefühl, dass Sie sich dann bewegen müssen, damit es besser wird?

   ☐ Nein
   ☐ Ja   [→ Restless-legs-Syndrom?]

5. Kommt es vor, dass Sie nachts plötzlich hochschrecken oder schlafwandeln? Oder haben Sie Alpträume?

   ☐ Nein
   ☐ Ja   [→ Pavor Nocturnus, Schlafwandeln, Alpträume?]

Wenn Frage 3 bis 5 mit „Nein" beantwortet und keine psychische oder organische Erkrankung vorliegt, die die Insomnie verursachen könnte
[→ Primäre Insomnie?]

(Hauptsymptom: vermehrte Tagesmüdigkeit oder -schläfrigkeit)

1. Haben Sie Probleme, sich tagsüber wachzuhalten oder fühlen Sie sich ständig müde und erschöpft?

   ☐ Nie oder selten
   ☐ Manchmal
   ☐ Häufig

2. Kommt es vor, dass Sie ungewollt einschlafen, z. B. beim Fernsehen oder Auto fahren?

   ☐ Nie oder selten
   ☐ Manchmal
   ☐ Häufig

Wenn Sie Frage 1 oder 2 mit „häufig" beantwortet haben, beantworten Sie bitte folgende Fragen:

3. Schnarchen Sie und machen dabei manchmal auch Atempausen? Befragen Sie auch Ihren Partner hiernach, da man dies oftmals selbst nicht bemerkt.

   ☐ Nie oder selten
   ☐ Manchmal
   ☐ Häufig   [→ Schlafbezogene Atemstörung?]

4. Haben Sie ein Kribbeln, Ziehen, Stechen oder Unruhegefühl in den Beinen oder Armen, wenn Sie im Bett liegen und das Gefühl, dass Sie sich dann bewegen müssen, damit es besser wird?

   ☐ Nie oder selten
   ☐ Manchmal
   ☐ Häufig   [→ Restless-legs-Syndrom?]

5. Kommt es vor, dass bei Ihnen bestimmte Muskeln (z. B. im Gesicht oder in den Beinen) plötzlich kurzfristig erschlaffen, wenn Sie lachen müssen oder traurig sind bzw. intensive Gefühle haben?

   ☐ Nie oder selten
   ☐ Manchmal
   ☐ Häufig   [→ Kataplexie, Narkolepsie?]

Arbeitsblatt: Checkliste primäre Insomnie

4

Bei Verdacht auf eine primäre Insomnie abklären:	Nein	Ja	Bemerkung
Schlafhygienische Regeln verletzt?			
– Koffeinhaltige Getränke am Abend	☐	☐	
– Alkohol	☐	☐	Menge:
– Nikotin	☐	☐	Menge:
Appetitzügler	☐	☐	
– Hungrig oder übersatt zu Bett	☐	☐	
– Sport	☐	☐	Was, Uhrzeit
– Schlafzimmer unangenehm (Licht, Temperatur, Lärm)	☐	☐	
– Anstrengende Tätigkeit vorm Schlafen	☐	☐	
– Nachts häufig auf die Uhr sehen	☐	☐	
Schlaf-Wach-Rhythmus			
– Zu lange Bettzeiten? Wochenende?	☐	☐	
– Tagesschlaf?	☐	☐	
– Häufig verschobene Rhythmen	☐	☐	
Stimuluskontrolle			
– Lesen, Fernsehen, Essen u. Ä. im Bett	☐	☐	
Grübeln im Bett	☐	☐	
Willentliche Anstrengung zu Schlafen	☐	☐	
Angst vor dem Zu-Bett-gehen?	☐	☐	
Furcht und Sorgen um die Konsequenzen der Insomnie	☐	☐	
Ärger, Wut, Angst wegen der Schlaflosigkeit	☐	☐	

Bei Verdacht auf eine primäre Insomnie abklären:	Nein	Ja	Bemerkung
Einschränkung sozialer oder anderer Aktivitäten wegen der Schlafstörung	☐	☐	
Schlaf im Urlaub/auswärts/in bestimmten Situationen besser	☐	☐	
Insomnie ausgelöst in belastender Lebenssituation	☐	☐	
Insomnie aktuell (noch) assoziiert mit belastenden Ereignissen/Stress/Einnahme von Schlafmitteln?	☐	☐	Präparat, Dosis, Dosis,Einnahmedauer und -häufigkeit, Wirkung:
Beeinträchtigungen durch die Insomnie am Tage: Müdigkeit, Konzentrationsfähigkeit, Stimmung usw.	☐	☐	

Setzen Sie sich bequem und entspannt hin. Rücken Sie sich solange zurecht, bis Sie ganz bequem sitzen und legen Sie störende Kleidungsstücke oder Gegenstände ab. Schließen Sie die Augen und stellen Sie sich innerlich auf die Entspannung ein: Versuchen Sie, Ihre Muskeln so locker wie möglich zu lassen und konzentrieren Sie sich auf die Entspannung. Die Entspannungsphase sollte etwa dreimal so viel Zeit in Anspruch nehmen wie die Anspannungsphase!

Wir beginnen mit den Armen

Anspannung: Ballen Sie jetzt die rechte und die linke Hand zur Faust und spüren Sie die Spannung in den Händen und Unterarmen. Halten Sie für kurze Zeit diese Spannung.

Entspannung: Öffnen Sie Ihre Hände wieder und beobachten den Unterschied zwischen der Anspannung und der Entspannung. Lassen Sie Ihre Hände ganz locker werden.

Anspannung: Jetzt wiederholen Sie diese Übung noch einmal: Spannen Sie beide Unterarme an, indem Sie die Hände zur Faust ballen. Beobachten Sie die Anspannung.

Entspannung: Und jetzt wieder entspannen. Öffnen Sie die Hände, strecken die Finger und spüren Sie den Wechsel von der Anspannung zur Entspannung. Lassen Sie die Entspannung bis in die Fingerspitzen fließen. Entspannen Sie die Hände und Unterarme und konzentrieren Sie sich auf diese Muskeln, die jetzt immer lockerer werden.

Anspannung: Jetzt spannen Sie die Oberarme an, indem sie die Ellenbogen beugen und die Hände zur Schulter führen. Spüren Sie die Spannung in den Oberarmen. Spannen Sie fest an.

Entspannung: Und jetzt wieder locker lassen. Legen Sie die Arme wieder bequem auf die Lehne und spüren Sie die angenehme Entspannung. Lassen Sie die Entspannung durch die Oberarme in die Unterarme bis in die Hände und Finger strömen.

Jetzt kommen wir zum Gesicht

Entspannung: Halten Sie die Augen weiter geschlossen und entspannen Sie Ihr ganzes Gesicht.

Anspannung: Heben Sie nun die Augenbrauen an, so dass sich auf Ihrer Stirn Falten bilden. Behalten Sie diese Spannung.

Entspannung: Und wieder locker lassen. Lassen Sie Ihre Stirn ganz locker. Achten Sie auf den Unterschied von der Anspannung zur angenehmen Entspannung. Fühlen Sie, wie Ihre Stirn glatt wird bei der Entspannung.

Anspannung: Kneifen Sie jetzt die Augen zusammen und rümpfen Sie die Nase. Achten Sie auf die Spannung, die jetzt in den Augen und der Nase entsteht und halten Sie für eine kurze Zeit diese Spannung.

Entspannung: Und wieder entspannen. Lassen Sie die Augenpartie und die Nase ganz locker werden und entspannen Sie sich. Konzentrieren Sie sich nur auf das angenehme Gefühl der Entspannung.

Anspannung: Jetzt beißen Sie die Zähne aufeinander, ziehen die Mundwinkel nach hinten und pressen die Zunge fest gegen den Gaumen. Spannen Sie Ihre Kiefermuskeln fest an.

Entspannung: Und wieder locker lassen, entspannen Sie sich. Lassen Sie den Unterkiefer ganz locker werden. Fühlen Sie, wie sich Ihr ganzes Gesicht entspannt: die Stirn, die Augenpartie, die Nase, der Mund und der Kiefer. Lassen Sie die Entspannung immer tiefer und tiefer werden. Spüren Sie, wie sich die Entspannung immer weiter ausbreitet und genießen Sie dieses angenehme Gefühl.

Und nun kommen wir zum Nacken und Hals

Anspannung: Drücken Sie Ihren Kopf nach hinten und fühlen Sie die Spannung in den Nackenmuskeln.

Entspannung: Und entspannen Sie wieder. Lassen Sie die Nackenmuskeln ganz locker werden.

Anspannung: Drücken Sie nun Ihren Kopf nach vorne auf die Brust und spüren sie die Spannung. Halten Sie die Spannung für eine kurze Zeit.

Entspannung: Und wieder locker lassen. Spüren Sie den Unterschied zwischen der Anspannung und der angenehmen Entspannung. Entspannen Sie Ihre Hals- und Nackenmuskulatur. Drehen Sie Ihren Kopf etwas nach rechts und links und lassen die Muskeln ganz locker und entspannt werden. Spüren Sie, wie die Entspannung tiefer und tiefer wird.

Als nächstes wenden wir uns den Schultern und dem oberen Rücken zu

Anspannung: Ziehen Sie die Schultern in die Höhe und halten Sie die Spannung.

Entspannung: Lassen Sie die Schultern wieder fallen und entspannen Sie sich. Ihre Schultern werden ganz locker und entspannt.

Anspannung: Ziehen Sie nun die Schultern in die Höhe und bewegen Sie kreisförmig. Spüren Sie die Spannung in den Schultern und im Rücken.

Entspannung: Und wieder entspannen. Achten Sie auf den Unterschied zwischen Anspannung und Entspannung. Fühlen Sie, wie sich Schultern und Rücken immer mehr lockern und entspannen.

Nun kommen wir zur Brust

Entspannung: Entspannen Sie Ihren ganzen Körper und atmen Sie ruhig ein und aus. Spüren Sie die Entspannung beim Ausatmen.

Anspannung: Atmen Sie nun tief ein und halten Sie die Luft für kurze Zeit an. Fühlen Sie die Spannung in Ihrer Brust.

Entspannung: Und atmen Sie wieder aus. Fühlen Sie die Entspannung beim langsamen Ausatmen, die sich mehr und mehr ausbreitet. Atmen Sie weiter ruhig ein und aus und genießen Sie die Entspannung.

Anspannung: Atmen Sie noch einmal tief ein und halten die Luft für kurze Zeit an.

Entspannung: Atmen Sie wieder aus und fühlen den angenehmen Wechsel von der Anspannung zur Entspannung. Atmen Sie wieder ruhig ein und aus und beobachten Sie, wie sich die Entspannung immer mehr ausbreitet von der Brust in den Rücken, die Schultern, den Nacken und Hals, das Gesicht und die Arme. Lassen Sie ganz locker und genießen Sie die Entspannung.

Denken Sie jetzt einmal an Ihr RUHEBILD.

Stellen Sie sich die Situation möglichst detailliert vor: was können Sie sehen, hören, fühlen und riechen? In welcher Jahreszeit spielt sich diese Situation ab und zu welcher Tageszeit? Lassen Sie diese angenehme Situation auf sich wirken und versuchen Sie immer weiter mit allen Ihren Sinnen, sich diese angenehme Situation vorzustellen.

Als nächstes kommen wir zu den Bauchmuskeln

Anspannung: Ziehen Sie Ihren Bauch nach innen, so dass sich die Muskeln spannen. Spüren Sie die Anspannung.

Entspannung: Und wieder locker lassen. Entspannen Sie Ihre Bauchmuskeln, lassen Sie sie ganz locker werden.

Anspannung: Und noch einmal: spannen Sie Ihre Bauchmuskeln an, halten Sie kurz die Spannung

Entspannung: Und entspannen Sie wieder. Lassen Sie die Bauchmuskeln ganz locker werden. Atmen Sie ruhig ein und aus und spüren Sie, wie die Entspannung sich im Bauch- und Brustbereich ausweitet und tiefer und tiefer wird.

Nun kommen wir zu den Beinen

Anspannung: Drücken Sie die Fersen fest gegen den Boden, ziehen Sie die Zehen nach oben und spannen Sie Unterschenkel, Oberschenkel und die Gesäßmuskeln fest an. Achten Sie auf die Anspannung.

Entspannung: Und wieder locker lassen. Entspannen Sie Füße, Unterschenkel, Oberschenkel und die Gesäßmuskeln.

Anspannung: Noch einmal: pressen Sie die Fersen auf den Boden, ziehen Sie die Zehenspitzen nach oben und spannen Unterschenkel, Oberschenkel und Gesäßmuskeln fest an.

Entspannung: Jetzt entspannen Sie wieder. Lassen Sie die Entspannung sich im ganzen Körper ausbreiten: von den Zehenspitzen über die Unterschenkel, die Oberschenkel, Gesäßmuskeln, den Rücken, die Bauchgegend, die Brust, die Schultern, den Nacken und Hals, in die Arme und Hände bis in die Fingerspitzen hinein und in das Gesicht: die Stirn ist angenehm glatt und entspannt, die Augenpartie ist ganz entspannt, die Augenlider werden schwer und der Unterkiefer ist ganz locker.

Denken Sie jetzt noch einmal an Ihr RUHEBILD.

Stellen Sie sich die Situation möglichst detailliert vor: was können Sie sehen, hören, fühlen und riechen? In welcher Jahreszeit spielt sich diese Situation ab und zu welcher Tageszeit? Lassen Sie diese angenehme Situation auf sich wirken und versuchen Sie immer weiter mit allen Ihren Sinnen, sich diese angenehme Situation vorzustellen.

Arbeitsblatt: Entspannungsanleitung (Schluss) **5**

Fühlen Sie, wie sich die Entspannung im ganzen Körper ausbreitet. Lassen Sie sich einfach gehen und entspannen Sie sich weiter. Atmen Sie ruhig ein und aus. Spüren Sie, wie die Entspannung tiefer und tiefer wird und lassen Sie einfach los. Entspannen Sie sich weiter, immer tiefer. Atmen Sie tief ein und langsam wieder aus. Fühlen Sie eine angenehme Schwere und Entspannung. Und entspannen Sie weiter und weiter.

Beenden der Entspannung

Jetzt beenden wir allmählich die Entspannung. Bewegen Sie hierzu zunächst die Füße und Beine, danach die Hände und Arme, den Kopf und die Schultern, stecken Sie sich und öffnen dann die Augen.

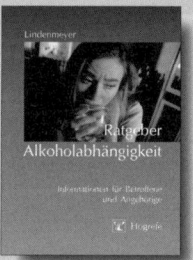
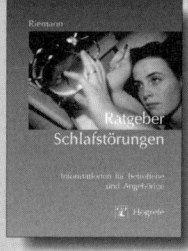